# El poder curativo de los jugos

Los estudios más recientes han demostrado que los jugos de frutas y verduras crudas, constituyen uno de los mejores métodos naturales para conservar la salud, pues son, en esencia, fortalecedores y purificadores de nuestro organismo. *El poder curativo de los jugos* nos sitúa en el camino correcto para aprender a combinar los extractos que colaboran en la prevención de la enfermedad, en la desintoxicación del cuerpo, en la reducción de la concentración de azúcar en la sangre, en la mitigación de las úlceras pépticas y más, mucho más.

Además de proporcionar deliciosas y muy benéficas recetas, el autor ha incluido un útil glosario que explica claramente las propiedades de frutos y plantas medicinales, logrando así que esta obra ocupe un lugar de excelencia en el campo de los tratamientos naturistas o alternativos.

**Guillermo Murray Prisant**

# El poder curativo de los jugos

**SELECTOR**

*actualidad editorial*

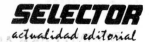

# SELECTOR
*actualidad editorial*

Dr. Erazo 120
Colonia Doctores
México 06720, D.F.

Tel. 588 72 72
Fax 761 5716

EL PODER CURATIVO DE LOS JUGOS

Diseño de portada: Carlos Varela
Ilustración de interiores: Alberto Flandes

ISBN-10:970-643-036-9
ISBN-13:968-970-643-036-6

Vigésima Cuarta reimpresión. Mayo 2013.

Esta edición se imprimió en Mayo 2013. Impre Imagen
José María Morelos y Pavón Mz 5 Lt 1 Ecatepec Edo de México.

# Contenido

# INTRODUCCIÓN

El doctor Kouchakoff comenzó hacia la década de los años treinta una serie de experimentos relativos a la alimentación humana. Basado en el descubrimiento del patólogo Wirchov, quien había observado que el número de glóbulos blancos aumenta en la sangre durante el transcurso de la digestión, Kouchakoff comenzó a averiguar si este fenómeno se producía siempre o bien qué tipo de alimentos provocaban la reacción.

Los resultados a los que llegó deberían haber llamado la atención científica en su momento, pero se prefirió ignorarlo pues era la prueba más contundente de los errores alimenticios a los que sometemos a diario a nuestro organismo y al de nuestros hijos.

Al acercarnos a un nuevo milenio, en el que hemos visto que el progreso o el llamado desarrollo conduce de manera lamentable a un callejón sin salida —si no se sustenta en bases éticas sólidas—, el descubrimiento de Kouchakoff sobre la alimentación humana comenzó a ser revalorado en toda su dimensión.

El doctor ruso descubrió y publicó sus conclusiones en 1937 en la revista *Memories de la Societé Vaudoise de*

*Sciences Naturelles* (vol. 5, número 8, Lausanne, Francia), demostrando que todo alimento cocido produce siempre la multiplicación de los glóbulos blancos y que, en cambio, un alimento crudo no la produce nunca. El problema de someter al organismo a un constante estrés fisiológico es evidente: lo desgastamos, usamos las defensas de manera ilógica, derrochamos nuestra salud a diario. Entonces, ¿deberíamos volver a comer en crudo para mantenernos en perfecto estado de salud? Todo parece indicar que sí, por lo menos una o dos de las comidas que realizamos a diario.

Si cualquier tipo de alimento es cocinado arriba de los 77° centígrados, muere. Y el organismo humano reacciona ante la muerte defendiéndose. Es decir, comemos cadáveres, no sólo porque matamos animales para devorarles la sangre, las entrañas y la carne en cierto estado de putrefacción, sino porque asesinamos la mayor parte de las verduras antes de comerlas.

Las células que aparecen en número excesivo durante la llamada reacción de Kouchakoff son las polinucleares, es decir los fagocitos, que nos sirven para defendernos de las infecciones. Se supone, además, que la solicitud innecesaria del sistema de defensa varias veces al día es una de las razones por las que el cáncer ha aumentado, así como otro tipo de enfermedades degenerativas. Por así decirlo, nos provocamos reacciones alérgicas y autoaniquilamos la resistencia orgánica a las agresiones externas, cotidianamente.

Los caramelos y los alimentos chatarra tienen la virtud de hacer que en menos de 30 minutos el número de glóbulos blancos –que normalmente es menos de 7 mil por milímetro cúbico–, se duplique y sea mayor de 14 mil. Un niño que come diez o quince golosinas en un día, solicitará quince horas de defensas extras. Un adulto que fuma y bebe refrescos o bebidas alcohólicas embotelladas, prácticamente vivirá en un estado de estrés físico de manera constante. Cuando consumimos frutas y verduras que han sido rociadas con insecticidas o han sido tratadas para su conservación, nos dosificamos grandes cantidades de alergenos.

Por todo ello, empezar a consumir jugos de frutas y verduras cultivadas de manera orgánica, por lo menos una vez al día, en lugar de otros alimentos cocidos, será el principio de una nueva vida.

Conforme a la mentalidad, recursos, necesidades y posibilidades de nuestro pueblo este libro pretende ser un instrumento para mejorar la salud de quienes lo lean, y puedan aplicarlo a su vida cotidiana.

Por ese motivo, hablaré acerca de algunos jugos con propiedades terapéuticas, que ayudan a disminuir el estrés físico producto de la contaminación, las fórmulas hipervitamínicas, los adelgazantes o los reconstituyentes y, si bien, como veremos, toda nuestra dieta no puede basarse en jugos, éstos sí pueden servirnos de complementos nutritivos de alto valor.

# 1. PRINCIPIOS GENERALES

La herbolaria, lejos de agotarse o de estar emparentada con la magia negra, la charlatanería, los curanderos o la brujería, es un saber antiquísimo practicado por nuestros antepasados y por quienes actualmente procuran darla a conocer de modo científico.

Se ha denominado fitoterapia al empleo de las plantas como medio por excelencia para la prevención y la cura de las enfermedades. En las plantas descubrimos todos los componentes necesarios para aliviar al hombre de sus dolencias, rejuvenecerlo y prolongar su existencia. En ellas se encuentran las vitaminas, hormonas, minerales, sales, metaloides, proteínas, oligoelementos, enzimas, alcaloides y demás sustancias imprescindibles que nos permiten vivir y sostenernos. En otras palabras, la vida es un todo armónico, un conjunto sinfónico, donde la fotosíntesis es como la batuta rectora.

## LA CLOROFILA ES LA REINA DE LA VIDA

Una vez que comprendemos la importancia de la clorofila y de los procesos químicos aledaños que el proceso de síntesis de ésta representa, nos es más fácil entender por qué debemos consumir frutas y verduras. La pregunta lógica sería, entonces, ¿por qué sacarle jugo a las verduras y no consumirlas de manera natural?

Los jugos, los concentrados y los extractos de frutas y verduras frescas, debidamente seleccionadas, facilitan la absorción y el aprovechamiento de los elementos nutritivos de cualquier hortaliza. Podemos tomar mayor cantidad de éstos, crear complejos vitamínicos mucho mejores que los envasados, y evitaremos la pérdida de sus cualidades que el cocimiento produce.

Los jugos son particularmente recomendables para personas con mala digestión, para ancianos con dificultades para masticar, y para los niños pequeños, a quienes no les gustan las verduras, pero que en cambio se deleitan con sus extractos.

## ¿Quiénes no deben tomar jugos?

Quiero señalar que en otras épocas el jugo de naranja se recomendaba a los bebés en lugar del agua; hoy se sabe que la naranja contiene sustancias que pueden provocar alergias o una predisposición a las mismas. Por tanto, de ser posible, la leche materna es lo único que deben consumir los lactantes. Las papillas de verduras, de agua de arroz y los jugos de proteínas vegetales serán introducidos cuando el pediatra lo señale, pero no antes del sexto mes de vida.

• No se aconseja dar al bebé alimentos procesados enlatados o en frascos, pues contienen conservadores y colorantes artificiales. No se aconseja dar huevo ni yema de huevo.

• También debe evitarse el jugo de fresas en los niños menores de dos años. No deben dársele, tampoco, ningún tipo de chocolates, de caramelos ni golosinas industrializadas. Lo mejor es que se acostumbren a consumir frutas y verduras en forma natural.

• Algunas personas padecen diverticulosis y problemas de digestión de las fibras; en este único caso, los jugos deben ser colados.

• Las personas que llevan un régimen para adelgazar deben evitar los jugos que contengan muchas calorías, como los de frutas secas, los aguacates u otras frutas oleaginosas. En cambio, quienes desean aumentar de peso, encontrarán algunas recetas deliciosas que les ayudarán a ganar peso y a reponer fuerzas.

### ¿Quiénes sí deben tomar jugos?

Una vez que aprendemos a alimentarnos sanamente, los jugos pasarán a formar parte de nuestra vida cotidiana. No sólo trataremos de curar pequeñas dolencias con jugos, sino que, previniéndolas, evitaremos dolencias mayores.

Lo importante es señalar que los principios activos curativos de las plantas se encuentran asociados de manera compleja dentro de las mismas. Y se ha demostrado científicamente que estos principios activos están asociados con otras sustancias similares dentro de las hortalizas.

Los laboratorios farmacéuticos extraen los principios activos y forman los medicamentos, aunque en dicho proceso se pierden las sustancias que complementan o potencian recíprocamente la acción de la sustancia curativa.

La mejor conducta sería prevenir, más que curar, enfermedades. Y todos los médicos, sin importar si son homeópatas, alópatas o naturistas, coincidirán en que una alimentación adecuada, ejercicio moderado, ocho horas diarias de sueño, evitar el consumo del alcohol, tabaco u otras drogas, y realizar actividades agradables tanto laborales como recreativas, ayudarán a toda persona a mantenerse saludable.

Los jugos son una aportación nutricional fresca y agradable, además de un método de prevención de enfermedades, siempre y cuando sean el complemento de una nutrición adecuada.

## NUTRICIÓN EQUILIBRADA

No me detendré a analizar qué es una nutrición equilibrada, pues ello implicaría escribir otro libro, pero por lo menos señalaré que una dieta baja en grasas, alta en carbohidratos complejos, sin sales ni azúcar, que elimine todo tipo de conservadores y colorantes artificiales, que reduzca o elimine la cafeína, y cuya aportación proteínica sea principalmente de origen vegetal, permitirá una larga vida.

De cualquier manera, retomaré el tema en el capítulo destinado a las combinaciones o preparados. Es necesario subrayar que de nada servirá que comience a tomar jugos si prosigue comiendo grasas animales, abundancia de azúcar y harina refinadas, fumando y bebiendo, durmiendo mal y llevando una vida sedentaria. En cambio, usted sentirá los efectos si comienza hoy un nuevo camino.

## ¿Podemos curarnos con jugos de verduras?

Los jugos de verduras no pueden sustituir los tratamientos médicos; más bien representan un complemento de suma utilidad cuyos resultados son, a menudo, sorprendentes. En cambio, una dieta que incluya jugos de frutas y verduras frescas y crudas es uno de los mejores métodos naturales para conservar la salud. Los alimentos no curan, pero nos aseguran un cuerpo sano. Las frutas y verduras crudas deben ser la base de toda buena alimentación, y los jugos su complemento. La fibra, tan necesaria para la buena digestión y remedio contra el estreñimiento, no estará presente en los extractos y jugos si los colamos. Sí, en cambio, en la hortaliza entera. Lo importante es consumir la papilla restante o no colarla; todo dependerá del tipo de jugos que preparemos.

Es interesante señalar que al aumentar el consumo de jugos disminuye el apetito, lo que redunda en un consumo menor de alimentos sólidos. Comemos menos y nos alimentamos mejor.

### LA MEJOR AGUA DEL PLANETA

En beneficio de nuestra salud debemos consumir, de ser posible, ocho vasos de agua al día. Las frutas y las verduras orgánicas nos brindan agua purificada en abundancia. Los jugos de verduras frescos y naturales son soluciones de agua sumamente pura, biológicamente tratada y rica en nutrientes y sustancias esenciales para la vida. Los jugos de frutas y verduras son en esencia purificadores y fortalecedores de nuestro organismo.

## ¿Qué requiero para comenzar?

Para obtener jugos de buena calidad debemos contar con un procesador de verduras, los cuales trituran, baten y licuan, permitiéndonos extraer el jugo hasta la última gota y con la papilla restante preparar un puré muy nutritivo. Si no dispone de este aparato, entonces puede usar alguno de los métodos tradicionales: rallar, moler y triturar con molinillos, exprimidores y licuadoras, para luego pasar la pulpa por un cedazo y extraer el jugo.

Los extractores centrífugos exprimirán verduras duras como zanahorias, apio, betabeles y otros. Los extractores de hélice trituran las verduras, lo cual presenta la ventaja de que también puede darles consistencia de mantequilla. En ambos extractores hay que introducir algunas verduras con la alfalfa o el perejil, junto con vegetales como zanahorias o apio, pues de otro modo se obstruirán fácilmente.

## ¿Por dónde comenzar?

Es un consejo de amigos que al principio comience por preparados sencillos, tan sencillo como puede ser una cura de jugo de naranja o jugo de zanahorias. Poco a poco irá aprendiendo a combinar verduras, para descubrir fórmulas y preparados que además de deliciosos y nutritivos sean fuente de fortaleza de salud para usted y los suyos.

Es importante que las frutas y verduras que empleemos sean de primerísima calidad. Algunas hojas y verduras blandas suelen ser difíciles de procesar de manera directa, por lo que se recomienda combinarlas con raíces o tallos que han de permitir extraer el jugo deseado. Aunque, como es lógico, se incorporarán ciertas características de la otra verdura. Debemos consumir los jugos en el mismo día de su preparación, incluso es recomendable hacerlo de inmediato, pues muchas de sus cualidades se perderán por oxigenación y fermentación. A continuación veremos algunas de las verduras que pueden ingerirse en forma de jugos y sugerencias acerca de preparados, batidos y combinaciones con sus aplicaciones específicas.

Lo más adecuado suele ser elegir un líquido base, es decir, un jugo de frutas o verduras que nos sea muy agradable. Por ejemplo, los de: zanahorias, apio, verduras mixtas, manzana, uva, piña, granada, arándanos o frambuesas. Luego añadimos los requerimientos básicos para una dieta equilibrada o para cubrir deficiencias, por ejemplo: jugo de jitomates, alfalfa, hojas o semillas, papaya para curar los riñones, consuelda para limpiar los intestinos, guayabas para aumentar la dosis de vitamina C, etcétera. En ocasiones una cucharada de sazonador vegetal o leche de coco o de nuez serán la solución base; o quizá, pudiera ser el agua donde se cocieron verduras.

## Sea consciente

Elimine de una vez por todas la idea de que los jugos van a curar la diabetes, el cáncer, la tuberculosis o el SIDA. Lo que sí hacen es mantenernos saludables. Trabajaremos al lado de la naturaleza, que nos fortifica, restablece la salud de quien enfermó y ayuda a mantenerse jóvenes y en forma a quienes siguen sus principios básicos. Pero es erróneo pensar que los alimentos son medicinas. Los jugos sólo proporcionan los nutrientes adecuados y cuentan con los elementos químicos necesarios para restaurar los tejidos.

La clorofila que extraemos gracias al extractor de jugos tiene un efecto depurativo, es decir, nos ayuda a limpiar de impurezas todo nuestro organismo. Auxilia a la formación de glóbulos rojos, contrarresta las toxinas, purifica el aparato digestivo, provee de hierro a los tejidos, reduce significativamente los excesos de azúcar en sangre, elimina el mal olor de la [1] oca o axilas, mejora el drenaje nasal, alivia la inflamación de garganta, mitiga las úlceras pépticas, ayuda a cicatrizar heridas y es un auxiliar efectivo en problemas de asma. Una maravilla de la naturaleza.

Pero nada puede hacer cuando el padecimiento ha entrado en una etapa crónica, debido la mayoría de las veces a una mala alimentación. Seamos conscientes, entonces, de que una alimentación rica en nutrientes pero baja en calorías ayudará a nuestro organismo a conservarse sano por más tiempo. Salud y longevidad van de la mano.

## ADEMÁS DE LA CLOROFILA

Los jugos de plantas que no contienen clorofila son portadores de sales y vitaminas, minerales y principios activos que fortalecen el organismo y previenen estados insalubres. Los germinados en forma de jugo, así como el jugo de yerbas tiernas, es decir, el germinado de trigo, mijo, lino, alfalfa, cebada, lentejas o diferentes verduras de hoja que se deja crecer hasta alcanzar 15 centímetros, si bien deben diluirse en agua, pues son demasiado fuertes cuando se les extrae directamente (concentrado), contienen los principios activos que se recomiendan en toda dieta anticáncer, elaborada por médicos alópatas, homeópatas o naturistas.

## VITAMINAS

Si nos alimentamos con una dieta equilibrada, basada en granos enteros, fruta, verduras, semillas y nueces crudas, no tendremos que preocuparnos por las cantidades que debemos comer para obtener las vitaminas y los minerales necesarios para el organismo.

La vitamina A, es decir, la protovitamina A o beta-caroteno la encontramos en las verduras y frutas amarillas, especialmente en la zanahoria. Es de suma importancia para la vista, el crecimiento, el sistema reproductor y la salud de nuestras membranas. Consuma zanahorias, brócoli, jitomate, espárragos, chabacano, melón, papaya, durazno, sandía, ciruela pasas o cualquier verdura en forma de hojas y la obtendrá en cantidad suficiente.

El complejo B es un conjunto de sustancias vitales cuya carencia altera de manera notoria el sistema nervioso, provocando insomnio, depresión, pérdida de cabello, alteraciones de la piel y amnesia. El alcohol y el azúcar destruyen las vitaminas del complejo B. Las mejores fuentes que nos proporcionan tal complejo se encuentran en: las verduras frescas, el trigo, la cebada, el diente de león, en los cítricos, los higos, las fresas, las zarzamoras y los dátiles. Por su parte, la vitamina B12 se obtiene de las pastillas de clorela, en los huevos crudos o en los lácteos.

La vitamina C es fundamental para la salud de la piel; para fortalecer los tendones, los ligamentos, los cartílagos y los vasos sanguíneos. Se fusiona con el hierro para formar hemoglobina; ayuda a formar el neurotransmisor epinefrina y tiene efecto antihistamínico. En las glándulas suprarrenales se almacena la vitamina C, pues tiene relación con la tensión nerviosa. Su carencia produce trastornos graves, que van del sangrado de encías a la anemia y poca resistencia a las infecciones. Las bayas de acerola o baya de Barbados contienen grandes cantidades de vitamina C; por ejemplo, una taza grande tiene cuatro gramos de vitamina C.

Los cítricos, mangos, guayabas y papayas aportan miligramos: un vaso de jugo de naranja, 124; uno de toronja, 96; un vaso de jugo de guayabas frescas (tres medianas) aportarán alrededor de 750 miligramos. Si no conseguimos bayas de acerola, lo mejor es agregar vitamina C en tabletas en nuestros alimentos. Se aconseja el consumo de 500 miligramos 5 o 6 veces al día, dejando transcurrir tres horas cuando mínimo entre uno y otro alimento.

La vitamina D o vitamina del sol actúa sobre el colesterol, abastece de calcio y fósforo y regula el buen estado del sistema nervioso. Su deficiencia causa raquitismo, inquietud, estreñimiento, infecciones respiratorias. Se obtiene de las yemas del huevo y de los productos lácteos, pero también con un baño de sol de un minuto al día.

La vitamina E es un grupo de compuestos llamados tocoferoles, que nos ayudan a prevenir la formación de radicales libres, es decir, previenen el cáncer. La encontramos en la yema de huevo, verdura de hojas, germinados, puerros, repollos y coles.

La vitamina K, por su parte, es un factor de coagulación de la sangre, el cual se encuentra en la alfalfa y en casi todas las verduras.

## MINERALES

El *calcio* proporciona vitalidad, resistencia, sana heridas, contrarresta ácidos, tonifica el cuerpo y forma los huesos. El salvado y el queso son ricas fuentes de calcio. Las yemas de huevo crudas, higos, ciruelas pasa, dátiles, cebollas, col, coliflor, nabiza, frijoles, soya y lentejas nos proporcionan este mineral.

El exceso de *hidratos de carbono* produce obesidad, forúnculos, degeneración de las grasas, anemia e hipertensión arterial; debemos evitar los almidones y azúcar refinados, así como las grasas y las proteínas de origen animal. Aumente, en cambio, el consumo de leche descremada, coliflor, zanahorias tiernas, coles, alubias, arándanos y zarzamoras.

El *cloro* es necesario para que funcione el aparato digestivo, limpie el cuerpo y evite padecimientos del hígado y de otras glándulas. Lo encontramos en: el coco, el betabel, los rábanos, los higos secos, los berros, los pepinos, las zanahorias, los puerros, los quesos, y en todas las hortalizas verdes. El *cobalto* es un micro-elemento que forma parte de la vitamina B12, y las verduras de hojas verdes contienen este mineral. La ausencia de cobre produce anemias y problemas en el sistema nervioso. Consuma betabeles crudos con hojas, cebollas, perejil, zanahorias, brócolis, pimiento verde, piña, ciruelas, membrillos, fresas, zarzamoras, grosellas y melones.

Cuando tenemos deficiencias de *flúor* aparecerán caries y problemas en los huesos y tejidos de sostén. La coliflor contiene cantidades importantes de este elemento, así como también los lácteos, como el yogurt, la yema de huevo, las coles de Bruselas, la espinaca, los jitomates y los berros. El *iodo* regulariza la función de las glándulas y del cerebro; su ausencia provoca alteraciones graves de la conducta. Lo consumimos en la sal iodatada, las algas marinas, las zanahorias, las peras, los jitomates, la cáscara de papa, los ajos, los berros, en el puerro y en el té de ortiga. El *hierro* es esencial para la formación de la sangre; la deficiencia de este elemento provoca debilidad, cansancio, depresión, asma y hemorragias.

Consuma: verduras de hojas verdes, zarzamoras, yema de huevo, trigo integral, perejil, espinacas, acelgas, alcachofas, espárragos, té de ortiga, cebollas, salvado de arroz y centeno integral. El *magnesio* es un laxante natural que lo requiere el aparato digestivo y también el sistema nervioso. La ausencia de este elemento produce irritabilidad y emoción excesiva. Las fuentes principales de donde se extrae son: toronjas, naranjas, higos, cebada integral, maíz, salvado de trigo, coco y yema de huevo.

El *manganeso* es el mineral de la memoria, la carencia de éste ocasiona trastornos graves del sistema nervioso. Lo encontramos en: la yema de huevo cruda, almendras, nuez, berro, hierbabuena, perejil, col, colinabo, cebolla, betabel, berenjenas, espinacas, jitomates y tomates, piña, frambuesas, manzanas, aguacates y plátanos.

Sin nitrógeno moriríamos, pues es indispensable en la formación de las proteínas y a su vez de la energía muscular, aunque el consumo en exceso produce trastornos importantes, como parálisis, inflamaciones, falta de memoria, dolores de cabeza, etcétera. El equilibrio se logra consumiendo de manera moderada almendras y frijoles; evitando la carne y los productos lácteos muy elaborados, y el pan sin levadura. Nos ayudan a regular su consumo: las coles tiernas, el quimbombó, las aceitunas, el perejil, los chabacanos, las alcachofas, las alubias, las zanahorias, la lechuga, los nabos y el jugo de cerezas.

El *fósforo* es el sostén del sistema nervioso; estimula el crecimiento del cabello y de los huesos. Su carencia ocasiona trastornos como ansiedad, impaciencia, temores y angustia. Debemos consumir el fósforo junto con sus reguladores: el azufre y el iodo. Lo encontramos en el yogurt, la yema de huevo cruda, el trigo integral, el maíz amarillo, las nueces, las peras, los frijoles y las lentejas.

La regulación del *sodio* y el *potasio* es el *todo* en cuanto al equilibrio orgánico. El potasio activa el hígado, restablece la salud, proporciona elasticidad a los tejidos y flexibilidad a los músculos. Cuando nuestro cuerpo carece de potasio sentimos la necesidad de comer alimentos fríos, agrios o ácidos. Lo encontramos en la cáscara de la papa, el diente de león, la salvia, las aceitunas, el perejil, los arándanos, las ciruelas pasas, el coco, la col, los higos y las almendras. Mientras que el sodio, el formador de las glándulas, ligamentos y sangre, se encuentra en el apio, la zanahoria, el betabel, los pepinos, los nabos, los chícharos y las lentejas.

El *selenio* es uno de los elementos que ha adquirido importancia en investigaciones recientes, pues contiene un factor antienvejecimiento aún no comprendido del todo. Funciona de manera conjunta con la vitamina E y, por ende, trabaja en contra de la formación de radicales libres; es anticancerígeno. Las cebollas, los tomates, las coles, las zanahorias, el ajo y los pimientos verdes suelen contenerlo, siempre y cuando la tierra en la que se cultivaron sea rica en este elemento. Los cítricos, las manzanas y los dátiles también lo contienen.

El *silicio* se requiere para la estructura de ciertos órganos: nos proporciona vista aguda, brillo en los ojos, dientes duros y cabello sedoso. Si tenemos hongos en la piel, problemas de coordinación, labios resecos, impotencia o incapacidad sexual es posible que padezcamos una carencia de silicio. Lo encontramos en la avena, cebada, arroz integral, centeno, chícharos, higos, fresas, sandía, coco, salvia, tomillo, yema de huevo cruda y nueces.

El *azufre* lo requiere principalmente el sistema nervioso; necesitamos una regulación adecuada entre el azufre y el iodo. Lo obtenemos al consumir: coles, cebollas, espárragos, zanahorias, rábanos, espinacas, puerros, ajos, nabos, ciruelas, duraznos, yema de huevo cruda y melones.

Finalmente, el *cinc* interviene en varias funciones enzimáticas, en la digestión y en el metabolismo de los nutrientes; es parte necesaria de la insulina y fundamental para controlar los niveles de azúcar en sangre. La ausencia de cinc produce retrasos en el crecimiento, en el desarrollo sexual y en la inteligencia. Lo encontramos en los espárragos, las espinacas, los pimientos verdes y las coles de Bruselas. Las verdaderas fuentes de cinc son las nueces y semillas. Las pepitas de calabaza son las más altas fuentes de cinc. También lo contienen los aguacates, manzanas, cítricos, mangos y duraznos.

## *FIBRA*

Quienes realicen una dieta rica en fibras tendrán un funcionamiento intestinal adecuado, y difícilmente padecerán de diverticulosis, diabetes, apendicitis, enfermedades del corazón o cáncer de colon. No se trata de un nutriente, más bien es un componente de nuestra alimentación que limpia y drena los intestinos. La fibra está compuesta por diversos tipos de sustancias solubles e insolubles, por pectinas y gomas, por lo que debemos consumir a diario: plátanos, peras, naranjas, manzanas, zanahorias, jitomates, chícharos, papas, ensaladas crudas, granos enteros, nueces y semillas. Los tejocotes y las algas marinas enteras, así como los nopales y la papaya son fuentes de fibra.

## GERMINADOS

Lo mejor es preparar lo germinados y las yerbas de cereales en casa. Para los germinados se emplea un frasco de vidrio, se humedecen las semillas o se las deja remojar; luego se vierte el líquido sobrante y se tapa con un trapo. Día a día debemos humedecer nuevamente el germinado, hasta que obtenemos el tamaño deseado.

## BROTES

Los tallos tiernos se consiguen en una maceta; cortaremos la planta en cuanto tenga 15 centímetros de altura. Los jugos verdes pueden contener una mezcla de diente de león, berza, hojas de mostaza, betabel, col, espinaca, acelga, germinados de varias clases (el de lentejas es rico en vitamina E), alfalfa, trigo, cebada, nabo, berro, perejil y espárrago. Es bueno consumir un vaso una vez al día, por lo que podemos experimentar preparando diversas combinaciones de estos ingredientes, aunque variándolas cada día, lo cual nos asegura el equilibrio deseado. Muchas plantas como el diente de león, el perejil, el cilantro y las hierbas de olor también se logran en maceteros hogareños.

Se ha comprobado que una preparación de un litro de jugo de piña, un manojo de hojas de alfalfa, un ramito de perejil y hierbabuena sin los tallos, un atado de espinaca sin la penca (aunque también puede emplearse hojas de nabo o betabel, berros, col, acelgas, malva o diente de león), una cucharada de polvos de alga marina, 15 almendras remojadas durante la noche en agua, cuatro dátiles cortados, cinco cucharaditas de semillas de girasol y medio vaso de concentrado de yerbas de trigo tiene un efecto sorprendente en los padecimientos respiratorios, pues no sólo mejora la digestión, sino que ayuda a formar hemoglobina, lo que repercute en una mejor asimilación del oxígeno.

Es frecuente que en la actualidad combinemos tés o infusiones, licuados y jugos para producir los efectos deseados. En este libro me centraré en los beneficios de los jugos vegetales, aunque en ocasiones será necesario preparar batidos y agregar gotas de extractos para potenciar el efecto.

La sangre verde o sangre vital, la clorofila, tiene una estructura molecular similar a la hemoglobina; a diferencia de ésta, en lugar de contener hierro contiene en su centro un átomo de magnesio. Nuestra sangre necesita del hierro y es por medio de las verduras donde podemos conseguirlo, pues aparte del magnesio, las plantas verdes absorben grandes cantidades de hierro. Para vivir sanos requerimos 18 miligramos de hierro diariamente. Cien gramos de perejil crudo nos aportan 6.2 miligramos de hierro. Tomar a diario jugo de perejil aumentará la cuenta de glóbulos rojos.

Las vitaminas también están presentes en las verduras, la vitamina K, es un factor de caogulación, se encuentra en práctivamente todas las verduras.

Las zanahorias son ricas en vitamina A, en forma de caroteno, uno de los factores anticáncer más estudiados.

Las verduras nos nutren de calcio, son auxiliares en la curación y un fortificante de nuestro organismo.

# 2. PRINCIPALES FUENTES DE ENERGÍA

## ¿Cómo puedo sacar el máximo beneficio de este libro?

Le recomiendo que comience la lectura de este libro con un primer repaso general, lo cual le permitirá comprender que existen familias de vegetales y plantas cuyas acciones benéficas sirven para protegernos de algunos males. Luego podremos evaluar qué tipo de jugos y cuáles recetas son los que le sentarán mejor, conforme a su edad, el ejercicio diario, tipo de alimentación, de padecimientos y de gustos.

Lo mejor es comenzar a experimentar poco a poco diferentes hábitos. Por ejemplo, quizá pueda ir sustituyendo el tradicional desayuno de huevos fritos, café con leche, pan con mermelada y mantequilla, por un plato de papaya con miel y naranja, un jugo de zanahorias y betabel, y un vaso de leche de almendras. Incluso menos, si incluye en el desayuno más verduras y frutas. Luego puede ir experimentando con un vaso de jugo o un licuado, en lugar del refresco que suele ingerir al mediodía. Y así, poco a poco, vaya probando los beneficios de estos cambios.

Cuando consuma un par de dientes de ajo y un vaso de jugo de algún cítrico al despertar, y lo haga durante algún tiempo, verá que los resultados obtenidos hacen que valga la pena el esfuerzo.

ACELGA (*beta vulgaris*).

1) *Propiedades*: 100 gramos de acelga nos aportan 27 calorías.

2) *Contiene*: Sodio, calcio, magnesio, hierro, fósforo, potasio y cobre. Vitaminas A, B1, B2 y C. Contiene 3% de proteínas.

3) *Método*: Como su sabor es algo amargo, se recomienda servir su jugo junto con el de limón, fresa o naranja. El extracto de sus pencas debe ingerirse en cantidades moderadas, ya que debido a la gran cantidad de fibra que posee puede provocar desórdenes en la digestión.

4) *Otras propiedades*: Mineraliza el cuerpo. Elimina toxinas.

La acelga pertenece a la familia de las remolachas o betabeles y presenta características comunes. Tiene la ventaja de que sus hojas no tienen tantos azúcares como los de la raíz de las remolachas. Es un auxiliar en las dietas para bajar de peso. Prepare el jugo de las hojas, sin las pencas, mezclado con extracto de naranja o jugo de fresas.

ACHICORIAS (*cichorium intybus*) O ENDIVIAS (*cichorium endivia*). También llamada lechuguilla.

1) *Propiedades*: 100 gramos de achicorias nos aportan 16 calorías.

2) *Contiene*: Fósforo, hierro, potasio, calcio, azufre, silicio, sodio, manganeso y cloro. Vitaminas: A y C.

3) *Método*: Extraiga el jugo, junto con zanahorias, y prepare una agradable combinación de achicoria, zanahoria, jugo de naranja y perejil. Puede agregar limón o toronja, si le apetece. Es un jugo amargo.

4) *Otras propiedades*: Aporta gran cantidad de minerales.

Estimula el apetito, y el consumo moderado de esta verdura —como el de las que son pobres en azúcares–, tiene beneficios en la dieta de los diabéticos. Se recomienda tomar de ocho cucharaditas a un cuarto de litro de extracto por día, aunque no hay peligro de excederse en las dosis. Es un buen laxante y también elimina algunas de las lombrices intestinales. El jugo de raíz de achicoria estimula el funcionamiento del hígado.

AGUACATE O PALTA (fruto del árbol *persea americana*).

1) *Propiedades*: 100 gramos de aguacate nos aportan 144 calorías.

2) *Contiene*: Cloro, fósforo y azufre. Vitaminas A, B, C, D, E y K.

3) *Método*: Agréguelo licuado a cualquier jugo para darle consistencia.

4) *Otras propiedades*: Es energético y fortalece el cuerpo, reconstituyente del sistema nervioso, debido a la gran cantidad de vitaminas del complejo B que contiene.

## 1. Aguacates

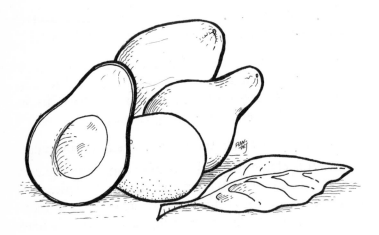

Es un preventivo contra la colitis y las úlceras del aparato digestivo. El aguacate tiene el poder de curar las dispepsias. Las hojas de aguacate preparadas en jugo son empleadas para curar migrañas y jaquecas. También ha sido considerado un afrodisiaco por los amerindios y por los hispanos. Por ello tuvo un antiguo papel sagrado, vinculándosele con los dioses de la fertilidad. Por su paladar y sustancia, era un fruto que estaba prohibido durante las fiestas religiosas prehispánicas en las que se debía guardar castidad. Es un fruto esencialmente medicinal, sus resinas, grasas vegetales y carbohidratos alimentan y curan nuestro cuerpo. Ciertas variedades, si se le ingiere con todo y su cáscara, poseen cualidades antirraquíticas y tienen poder vermífugo.

Ajo (*allium sativa*).

1) **Propiedades**: Minerales y vitaminas. 100 gramos de ajo nos aportan 151 calorías.

2) **Contiene:** Azufre, fósforo, potasio y calcio. Vitaminas B1 y C.

3) **Método**: Ingiérelo licuado o en jugo.

4) **Otras propiedades**: El ajo es uno de los vegetales con mayores propiedades curativas. Regula las funciones del sistema digestivo, reduce los niveles de colesterol, previniendo infartos y trombosis coronarias. Estimula el sistema inmunológico y ayuda a eliminar desechos del organismo. El ajo es un desinfectante, con poderes superiores al limón o al alcohol, por lo que podemos pensar que se trata de una especie de penicilina o antibiótico poco dañino. Lo cual nos indica que debemos consumirlo en cantidades significativas diariamente. Son muchos sus beneficios, ya que despeja las vías respiratorias, aumenta las secreciones gastrointestinales y favorece la producción de glóbulos rojos.

Lo recomendable es consumir por lo menos tres dientes de ajo al día, de preferencia crudos. El mal aliento que produce se elimina si en forma conjunta se toma un vasito de jugo de menta, hierbabuena, perejil y zanahoria. Se puede rallar o picar y mezclar con los alimentos, formando una pasta de ajo y aguacate para aderezo de ensaladas; o triturándolo junto con aceite de oliva para conformar el alioli que se untará en pan integral tostado.

Pruebe con la extracción de una cabeza de ajo, previamente limpia, para obtener los dientes sin nada de piel. El extracto que obtenemos puede mezclarse con jugo de apio, limón y jitomate, lo cual nos dará una bebida tónica, depurativa y saludable.

AJONJOLÍ O SÉSAMO (semilla de la planta *sesamun indicum*).

1)*Propiedades*: Grasas, vitaminas y minerales. 100 gramos de ajonjolí nos aportan 580 calorías.

2)*Contiene*: Niacina, fósforo y calcio. Vitamina E.

3) *Método*: Licuando un cuarto de taza de semillas de ajonjolí, dos de agua y dos cucharadas de leche de soya en polvo (no harina de soya, sino soya en polvo) se obtiene leche de ajonjolí. Se puede agregar al caldo de verduras, usar como aderezo de ensaladas o con cereales en el desayuno.

4) *Otras propiedades*: Contribuye a disolver el colesterol que se acumula en las arterias; lubrica los intestinos. Eficaz para ayudar a subir de peso.

*Otro método*: Pruebe dejando las semillas de ajonjolí junto con pasas de uva en jugo de manzana; lícuelo a la mañana siguiente y bébalo. Una bebida de leche de ajonjolí, dátiles picados y plátano es un excelente desayuno. Una taza de leche de ajonjolí y media de taza de jugo de papaya y medio plátano forman un batido muy agradable. Si evitamos tostar las semillas de ajonjolí, éstas mantienen todas sus propiedades.

ALBARICOQUES, CHABACANOS O DAMASCOS (frutos de los arbolitos del *prunus armeniaca*).

1) *Propiedades*: Minerales, vitaminas y azúcares. 100 gramos de chabacanos aportan 58 calorías.

2) *Contiene*: Calcio, fósforo, hierro, potasio, silicio y cobre. Vitaminas A, B1, B2 y C.

3) *Método*: Prepárelo en jugos o licuados. Combinado con almendras y jugo de limón estimula las glándulas sexuales masculinas.

4) *Otras propiedades*: Previene y combate la anemia, el estreñimiento, los catarros y la descalcificación. Actúa como aperitivo y refrescante y aumenta la elasticidad y resistencia del cabello y la piel. Las semillas de los chabacanos contienen una almendra amarga que puede convertirse en leche de nuez, deliciosa cuando se la combina con el extracto de este fruto. Emparentado con el durazno (o melocotón) y la ciruela, esta fruta produce un jugo alcalino que ayuda a la digestión, por lo que se recomienda tomarlo antes de comer.

ALCACHOFA O ALCAUCIL (flor y fruto del *cynara scolymus*).

1) *Propiedades*: Minerales y vitaminas. 100 gramos de alcachofas aportan 50 calorías.

2) *Contiene*: Iodo, potasio, hierro, silicio, fósforo, sodio, cloro, azufre, manganeso y calcio. Vitaminas A, B1, B2, C, E y K. Su riqueza en fósforo la hacen un alimento adecuado para estimular las funciones cerebrales.

3) *Método*: La alcachofa cruda se digiere muy bien y es energética, desde la Edad Media se conoce su poder

para formar bilis, lo que significa mejorar las digestiones. El extracto de alcachofa —al igual que el de zanahoria— regula las funciones hepáticas. Además, contribuye a desprender el colesterol de las arterias. Se recomienda ingerirlo combinado con jugo de zanahorias y unas gotas de limón, ya que su sabor no es agradable. No deben tomarlo las mujeres que amamantan, ya que se reduce la producción de leche.

## 2. Alcachofa

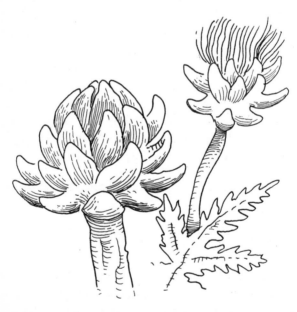

Previene enfermedades del hígado. Fortalece el cuerpo. Es depurativa y diurética. Una infusión de las raíces ayuda a eliminar arenillas, previniendo la formación de cálculos en vías urinarias.

*Otro método*: Prepare un té de hojas de alcachofa y combínelo con jugos de frutas para combatir vómitos, dolor de vientre, mareos, flatulencia y alteraciones intestinales. El jugo de las alcachofas es un alimento recomendable para pacientes en recuperación o anémicos. Las partes inferiores de las hojas pueden mordisquearse para extraerles la pulpa, bañándolas en una mezcla de aceite de oliva y vinagre de manzana.

ALFALFA (*medicago sativa*).

1) *Propiedades*: Vitaminas, minerales y fibra. 100 gramos de alfalfa aportan 40 calorías.

2) *Contiene*: Calcio y fósforo. Vitaminas A, B1, B2, C y K.

3) *Método*: Consúmala en jugos, combinada con zanahorias, perejil, limón o piña. En México es frecuente que nos ofrezcan un licuado de alfalfa con piña y semillas de chía, pero debemos tener cuidado que las plantas no hayan sido regadas con insecticidas y que se hayan lavado y desinfectado previamente.

4) *Otras propiedades*: Es depuradora de los riñones y fortalecedora de nervios y dientes.

5) *Otro método*: Se puede consumir como agua, con jugo de limón y miel. Es importante que en nuestra alimentación diaria, si somos vegetarianos, comamos germinados, el de alfalfa es uno de los mejores. Estos contienen alto contenido en proteínas vegetales.

Cuando pasemos la alfalfa o los germinados de alfalfa por el exprimidor, es conveniente mezclar con piña y limones cortados en cuatro. La pasta sobrante es adecuada para hacer sopa, salsa para el espagueti o aderezo de ensaladas. Una bebida verde se prepara con una rebanada de piña, cuatro ramilletes grandes compuesto por hojas de alfalfa perfectamente limpias y desinfectadas, perejil, hierbabuena, espinaca, hierbas de olor frescas (orégano, albahaca, mejorana y laurel), polvos de alga marina (una cucharadita), una guayaba y semillas de pingüica o chía. Puede variarse el contenido de los ramilletes por el de manojos de verduras sin los tallos como hojas de betabel, berro, col, acelga, malva o diente de león. Una vez extraído el jugo, se licuan quince almendras (u otro tipo de nueces), cuatro dátiles y dos cucharadas de semillas de girasol, a los que una vez picados los dejamos la noche anterior en jugo de piña endulzado con miel.

Para crear un jugo verde básico, emplee brotes de trigo, cebada y alfalfa, diluido con perejil, hierbabuena y espinacas frescas y limpias. Incluya una ramas de apio. Agregue piña o manzanas. Este extracto dilúyalo con agua pura. Agréguele aroma con hierbas a las que les extreará el jugo verde de las hojas, flores o semillas; agregando polvo seco de éstas, o mezclando el jugo verde con un poco de té de yerbas.

Los tés de yerbas, como el de alfalfa con menta, pueden agregarse a los extractos, como el de manzana, para darles un sabor muy agradable. Si les agregamos una cucharada copeteada de polen de flores, unos granos de jalea real y una cucharada de miel de abejas, tendremos una bebida reconstituyente y un laboratorio natural contra todo tipo de padecimientos.

Algas marinas y lacustres (variedades que forman parte de la alimentación humana: *gracillaria gelidium* y *euchema*, para el agar-agar; *alaria suculenta*, *ulva lactuta*, *porphyra laminata* y *laminaria sacharina* se emplean en Europa; y algas de los género *gelidium* y *porphyra* se cultivan en los litorales de Lejano Oriente).

1) *Propiedades*: Minerales y vitaminas. Existen diversos tipos de algas, 100 gramos de algas aportarán 250 calorías.

2) *Contiene*: Iodo, potasio, fósforo y hierro. Vitaminas A, B, C, D, E y K.

3) *Método*: Agregue las algas en polvo a sus jugos de fruta o de verdura.

4) *Otras propiedades*: Funcionan como antibióticos naturales. Estimulan la función de las glándulas que retrasan el envejecimiento.

Las algas son el alimento del futuro, del que podemos valernos hoy. Si bien en América Latina es uno de los recursos alimenticios menos aprovechados, en otras partes del mundo se consumen cientos de variedades. Es mejor y menos perjudicial para el entorno y para nuestro organismo ingerirlas directamente. Además, algunas variedades son deliciosas, por su sabor a mar, es decir, a yodo. El alga espirulina es un vegetal que crece en las escasas aguas del lago de Texcoco, es de gran valor nutricional. Se consumía en Tenochtitlan, tras dejarla secar al sol y preparar panes.

Para muchas enfermedades alérgicas respiratorias, se obtiene mejoría cuando se consume algas con regularidad. Su empleo para corregir trastornos de la tiroides es conocido ampliamente. Otro de los empleos de las algas es en el tratamiento para la reducción de peso y su conservación, pues tienen la propiedad de que, al rehidratarse, aumentan considerablemente su volumen, provocando sensación de saciedad. Las algas más comunes son el *agar-agar*, el *kanten* y el *kombu* japoneses. Y el *skushi* que se consume tanto en Japón como en China. En América se encuentra el *fucus*, un sargazo cuya ingesta es un eficaz remedio contra la obesidad; se le toma licuado o seco, disolviendo una cucharadita en un vaso de jugo de toronja antes de comer o de cenar. Entre las algas más comunes están:

*Agar* o *agar-agar*: Extraemos de este alga la gelatina, pues enriquece nuestra alimentación.

*Dulse*: Variedad de alga norteamericana; se seca y pulveriza; es un susutituto excelente de la sal.

*Kelp* o *wakame*: Se encuentra en las costas mexicanas del Pacífico, tiene sabor agradable y es rica en calcio y yodo.

*Kombu*: Alga muy sabrosa que se encuentra disponible en muchas tiendas naturistas. Deliciosa.

*Laver*: En ambos litorales de la región norte de América crece esta maravilla del mar, las olas las arrojan a las playas. Tiene un sabor similar al de las palomitas de maíz saladas. Es la más rica en proteínas y se puede consumir tanto fresca como oreada. El polvo de laver se agrega a caldos y sopas en lugar de sal de mesa.

*Musgo irlandés*: No debe confundirse con el liquen de Islandia, pues éste se trata de un alga o musgo de mar que habita en las costas Atlánticas. No debe consumirse solo, pues es muy fuerte. Se prepara en platillos o en salsas. La gelatina de esta alga es rica en yodo.

*Nori*: Nativa del Pacífico, muy usada en Japón, es rica en minerales. Vale la pena consumirla si ha sido desecada.

Almendra (semilla del *prunus amydalus*).

1) *Propiedades*: Proteínas y grasas. 100 gramos de almendras aportan 480 calorías.

2) *Contiene*: Magnesio, fósforo, potasio y calcio. Vitaminas B1 y B2.

3) *Método*: Consúmalas en agua de horchata, como crema —combinándolas con miel y aceite— o agregando almendras molidas al jugo de naranja. Para preparar crema de almendras, póngalas en la licuadora a alta velocidad, encienda y apague repetidas veces, hasta formar una especie de mantequilla. Si las almendras están demasiado secas, déjelas en remojo en jugo de piña o de manzana; con agua con miel y una cucharada de ablandador de carnes, o en extracto de papaína. Si se le agrega leche de soya, suero de leche o agua, se obtiene una leche de almendras, se le agrega miel, jugo de fresas, harina de

mezquite, habas cocidas y licuadas, dátiles o plátanos, y obtendrá un alimento completo.

3. Almendra

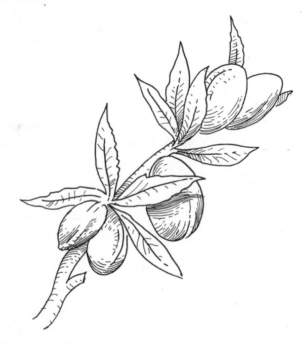

4) *Otras propiedades*: La horchata de almendra alivia las inflamaciones internas y combate el estreñimiento y la flatulencia.

La almendra tiene un gran poder energético y fortalece el tejido muscular, el cerebro y los nervios. Se recomienda comer 8 almendras diarias a las mujeres que están amamantando y a los ancianos. En los niños funciona como purgante. Es tolerado por diabéticos, pero quienes padecen enfermedades del hígado o los riñones deberán abstenerse de este alimento. Los almendros son originarios del Asia Oriental, pero se expandieron de manera espontánea hasta el norte de África. Hoy se les cultiva en España, Chipre y la isla griega Naxos, donde se elaboran turrones, dulces y mazapanes. Se conocen más de 500 variedades.

AMARANTO O BLEDO (flores y semillas del *amaranthus blitum*).

1) *Propiedades*: Proteínas, calorías y minerales. 100 gramos de amaranto aportan 580 calorías.

2) *Contiene*: Fósforo, potasio y calcio.

3) *Método*: Las semillas se añaden a jugos y licuados. Las hojas tienen un valor alimenticio similar al de las espinacas; son ricas en hierro y en proteínas, por lo que recomiendo prepararlas junto con quelites, quintoniles y verdolagas, en un jugo maravilloso.

4) *Otras propiedades*: El amaranto es un cereal originario de México, cuya pequeñísima semilla se llama bledo o alegría.

Se trata de una planta herbácea, que por la belleza de sus flores también suele ser cultivada como planta ornamental. Las semillas se emplearon en el México antiguo no sólo como alimento sagrado, ritual y cotidiano, sino además para hacer lavados intestinales, y si se les reducía a una pasta solían tener buen efecto contra la sarna. Las hojas del amaranto también son comestibles, y se les prepara del mismo modo que las acelgas, espinacas, verdolagas o quelites. Por su gran aportación proteínica (sin las toxinas ni el colesterol de la proteína animal), por su riqueza de minerales y el alto valor calórico de este cereal, mucho se ha hablado de que será el alimento del futuro para el Tercer Mundo.

En el México antiguo se usó la harina de la semilla de amaranto para elaborar tamales, atole y pinole. Mientras que la espiga, llamada huauzontle o huauczontle, se la preparó como alimento único o plato principal. Los aztecas consideraban parte central de sus celebraciones a este vegetal, cobrando tributos que ascendían a 20 mil toneladas anuales a los pueblos sojuzgados que lo producían. Las semillas de amaranto, hoy conocidas como alegrías, se unían con el pegamento extraído de algunas orquídeas, para formar calaveras y huesos. Estos «huesitos» eran dedicados a Huitzilopochtli en su día, para luego de la ceremonia ser comidos como parte del rito.

APIO y APIONABO (*apium graveolens*, y variedades).

1) *Propiedades*: Minerales y vitaminas. 100 gramos de apio aportan 20 calorías.

2) *Contiene*: Cloro, sodio, potasio, magnesio, fósforo, azufre, aluminio, cobre, hierro y cinc. Vitaminas A, B1, B2, C y E.

3) *Método*: Consúmalo en jugo o licuado. Sabe delicioso si lo combina con jugo de espinacas, menta, perejil, lechuga, jitomate, cebolla, pepino o pimiento y en especial con manzana, con la que forma una combinación perfecta. Es un excelente aperitivo y

mejora su sabor si se le deja diez horas en el refrigerador. Una bebida completa se prepara con medio litro de leche descremada, una manzana, cinco ramas blancas de apio y dos nueces. Se extrae el jugo del apio y la manzana, se combina con la leche y se bate con las nueces. Puede agregársele pasas de uva, dátiles o miel de abeja.

Cuando queremos un jugo rico en potasio, el tonificador muscular por antonomasia, extraemos el zumo de media col junto con las hojas exteriores del apio. En cambio, el jugo de los tallos nos dará una bebida rica en sodio. Si pasamos por el extractor de jugos al apio entero, incluso la raíz en el caso de los apionabos, el equilibrio sodio-potasio será el adecuado. Si cocemos los apios, el caldo no debe tirarse, pues es la base de sopas y un excelente medicamento preventivo contra las enfermedades del hígado y los riñones.

4) *Otras propiedades*: Regula la producción de adrenalina, tonifica los nervios y cura la anemia. Contribuye a la eliminación del ácido úrico y disuelve los cálculos renales. Por su aportación de sodio orgánico es ideal para reponer fluidos perdidos en el ejercicio u operaciones. Además, esta aportación de sodio fortalece el sistema inmunológico.

Del mismo modo que los cardos y las alcachofas, los apios son alimentos reconstituyentes. Un vaso de jugo de apio entero, con dos cucharadas de jugo de espinacas y menta molida en forma conjunta y 10 gotas de jugo de limón ayudará a tonificar el organismo. Cuando se tienen problemas urinarios, se recomienda un jugo a base de medio apio mediano, zanahorias, diez hojas de lechuga y una papa cruda con cáscara. Es un poderoso diurético.

AVELLANA (fruto del árbol *corylus avellana*) y BELLOTA (fruto del árbol *quercus ilex*).

1) *Propiedades*: Vitaminas, aceites vegetales, y minerales. 100 gramos de avellanas aportan 540 calorías.

2) *Contiene*: Calcio, fósforo, hierro, magnesio, cloro y iodo. Vitaminas A y B.

3) *Método*: Consuma avellanas con moderación, teniendo cuidado de ponerlas a remojar ocho horas antes de licuarlas y agregarlas a la leche. Se pueden combinar con jugo de limón, agua y miel. Las bellotas se tuestan antes de comerlas.

4) *Otras propiedades*: Su presencia es indispensable en todos los regímenes alimenticios, ya que ayuda a la formación de huesos y dientes; mantiene el buen funcionamiento del sistema nervioso. Contribuye al control de la diabetes y aporta gran cantidad de grasas, indispensables para el buen funcionamiento del organismo. Se recomienda comerlas con moderación, debido a la alta concentración de nutrimentos que poseen. La infusión de hojas de avellano es empleada para curar llagas y para combatir la diarrea.

Originario de los Pirineos, el avellano ha extendido sus dominios a toda Europa septentrional. Y en la actualidad, se siembra en todos los climas templados o algo fríos. El árbol de bellotas o encino se ha podido adaptar en distintas regiones del mundo.

**BERENJENA** (fruto de la planta *solanum melongena*).

1) *Propiedades*: Minerales. 100 gramos de berenjenas aportan 26 calorías.

4. Berenjena

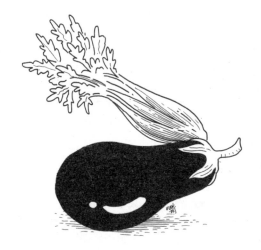

2) *Contiene*: Potasio, fósforo y cloro.

3) *Método*: Por su sabor amargo, se recomienda tomar su jugo combinado con el de otras verduras.

4) *Otras propiedades*: Este fruto, procedente de la India, tiene un sabor delicioso y es un mineralizador del cuerpo.

**BERRO** (*nasturtium offinale*).

1) *Propiedades*: Minerales y vitaminas. 100 gramos de berro aportan 26 calorías.

2) *Contiene*: Azufre, cloro, calcio, hierro, fósforo y potasio. Vitaminas A, C, D y E.

3) *Método*: El jugo de berro, además de ser aperitivo y digestivo, es ideal para hacer una cura depurativa a principios de primavera. Para ello se prepara combinándolo con extractos de achicoria, tallos de lechuga y azúcar. La primera precaución que debemos tener es limpiarlo, para ello dejamos sumergido al manojo de berros durante una media hora en un litro de agua a la que se le agregan dos cucharadas de sal iodatada. También se puede tomar con jugo de limón y miel. Y si prepara jugo de berros, zanahoria y apio obtendrá un excelente limpiador intestinal.

4) *Otras propiedades*: Mineraliza el cuerpo y ayuda a bajar de peso. Es de gran riqueza vitamínica, pero hay que tener la precaución de desinfectar muy bien sus hojas, antes de preparar el jugo. Es un excelente tónico gástrico y tiene propiedades antitusígenas; se estima que también tiene características anticancerígenas y diuréticas, y es un excelente vermífugo.

No debe abusarse del jugo de berros, pues puede provocar dolorosas inflamaciones de estómago, intestino y riñones. Preparamos un coctel de berros de la siguiente forma: dos tazas de jugo de piña, 3 cucharadas de miel, un puñado de berros, un limón. Se licua y se cuela.

BETABEL O REMOLACHA (*beta vulgaris*).

1) *Propiedades*: Minerales, vitaminas, azúcares y fibra. 100 gramos de betabel aportan 42 calorías.

2) *Contiene*: Potasio, flúor, cloro, hierro, iodo, magnesio. Vitaminas A, B1, B2.

3) *Método*: Se puede tomar el extracto crudo o cocido (bortsch), sólo o combinado con jugo de zanahoria, pepino, zarzamora y coco. Se recomienda acompañar el extracto de betabel con el de zanahoria o apio, para evitar dolores de cabeza y náuseas.

4) *Otras propiedades*: Ideal para fortalecer la sangre, pues aporta hierro, el cual es el núcleo de la hemoglobina. Algunos investigadores lo consideran anticancerígeno, ya que disuelve tumores y es eficaz en el tratamiento contra la leucemia. Nuevamente cabe aclarar que no cura el cáncer, pero ayuda a restablecer los tejidos o como una medida preventiva, junto con la dieta, el ejercicio y una vida sana. También tiene efectos laxantes y diuréticos. Su contenido en azúcar lo hacen ser agradable al paladar y resulta un buen alimento cuando se padece hepatitis o afecciones del hígado o la vesícula biliar, pues es muy digestivo. La fibra que contiene limpia los intestinos.

El jugo de betabel fue estudiado en el laboratorio del Instituto Bircher-Benner en Suiza, en donde se llegó a la conclusión de que es bueno para el hígado, la vesícula biliar y el intestino.

*Otro método*: Preparamos un borscht a base de 1/3 de taza de jugo de zanahoria, igual cantidad de jugo de betabel, 1/4 de taza de jugo de pepino y una cucharada de jugo de limón. Se le agrega yogurt al gusto.

Brócoli o brecol (*brassica oleracea-botrytis cymosa*).

1) *Propiedades*: Vitaminas y minerales. 100 gramos de brócoli aportan 28 calorías.

2) *Contiene*: Potasio, hierro, fósforo, flúor, magnesio, manganeso, sodio y azufre. Vitamina C.

3) *Método*: Tómelo en jugos o licuados, combinado con el de otras verduras, como apio, zanahoria y jitomate, y unas gotitas de jugo de limón. Le recomiendo que lo pase por el extractor de jugos, sin cocinar las penquitas. Una combinación de brócoli, lombarda (col morada), zanahorias y coliflor da como resultado un jugo por demás apetecible. La pasta de verduras sobrante puede combinarse con queso fresco o con mantequilla y servir de relleno en bocadillo. Las hojas del brócoli en extracto son deliciosas.

4) *Otras propiedades*: El jugo está indicado en personas que padecen deficiencias de minerales. Mantiene saludable el sistema nervioso porque contiene fósforo, hierro para el aparato circulatorio y protege los huesos y la dentadura por su contenido de calcio. Es un alimento que ayuda a prevenir la osteoporosis. Y por su alto contenido en fibra, ayuda a la evacuación. Julio César consideraba a la ensalada de brócoli su preferida, y jamás pensó siquiera en inventar la ensalada César.

Cacahuate, maní o pistache de tierra (frutos de la planta *arachis hypogea*).

1) *Propiedades*: Proteínas, grasas y carbohidratos. 100 gramos de cacahuates aportan 560 calorías.

2) *Contiene*: Fósforo, silicio, potasio, calcio, hierro, azufre, magnesio, manganeso, flúor, cloro y iodo. Vitaminas A, B, C, D y E.

3) *Método*: Prepárelo como horchata. Licuado, se puede agregar a los jugos de fruta o como salsa. La pasta de cacahuate o mantequilla de cacahuate es deliciosa. Tostado y partido es excelente como complemento de sopas y ensaladas, aunque no debe abusarse de ellos, por su alto contenido en grasas y calorías.

4) *Otras propiedades*: Llamado en náhuatl cacao o fruto de la tierra, es conocido en el mundo entero por su exquisito sabor, tiene diversos nombres, según el país donde se le cultive. En México se le llama cacahuate, que proviene de la palabra náhuatl *tlalcacahuatl*, que significa: cacao de la tierra. También se le llama maní, avellana valenciana, pinote o pistache de tierra.

Nace en una planta muy tímida, la cual esconde bajo la tierra su delicioso fruto. El cacahuate no pide muchos cuidados ni una tierra rica en nutrientes, sólo necesita suelos arenosos para poder crecer. La historia del primer cacahuate nos remite a Brasil o a Haití, pues los investigadores no están seguros de su origen. Lo cierto es que se trata de un fruto americano que fue llevado a España por los conquistadores, y luego se conoció en el mundo entero. Por su alta concentración de proteínas y grasas es muy aconsejable para las personas que practican deportes intensamente o que realizan trabajos que requieren de esfuerzo físico. Una ración de cacahuates sustituye a los huevos, la carne o la leche en la dieta. Una idea agradable de comerlo es el siguiente postre: obteniendo el jugo de una papaya, se le mezcla con el de dos naranjas exprimidas, 50 gramos de cacahuates secos (sin sal y apenas tostados) y una cucharada de miel de abeja.

CALABAZAS Y CALABACITAS (*cucurbita pepo, cucurbita fostidissima* y otros frutos de la familia de las cucurbitáceas).

1) *Propiedades*: Vitaminas y minerales. 100 gramos de calabaza aportan entre 15 y 18 calorías.

2) *Contiene*: Sodio, hierro, fósforo, calcio y potasio. Vitaminas B1, B2 y C.

3) *Método*: Puede consumirse el jugo y sus semillas molidas, combinadas con otros extractos de verduras y miel.

Las calabacitas locas (*cucurbita fostidissima*), que crecen en forma espontánea en el norte de México y sur de los Estados Unidos, deben consumirse con todo y semillas, pues su alto contenido proteínico las hace incluso de mejor nivel proteínico que los frijoles de soya. Como son algo amargas, su jugo puede rebajarse con agua o jugo de jitomate y limón. Algunas de estas características son compartidas por los chilacayotes. Las calabacitas tiernas (*cucurbita pepo*) son laxantes y diuréticas. Se prepara una bebida caliente, tipo sopa, con flor de calabaza con todo y tallo, pulpa de calabaza y jugo de calabacitas, al que se espesa con semillas de calabaza o pepitas molidas.

La calabaza de Castilla (*cucurbita maxima*) produce un jugo espeso, de color naranja, que puede servir de base para preparar atoles, sopas o postres. El jugo de calabaza cocido con leche es buen alimento para personas dedicadas al trabajo intelectual.

4) *Otras propiedades*: Tiene propiedades laxantes y diuréticas. Ayuda al buen funcionamiento de los riñones y combate los parásitos intestinales.

CAMOTES, ÑAMES, BATATAS y BONIATOS (*ipomea batatas*, entre otro tipo de tubérculos).

5. Batata

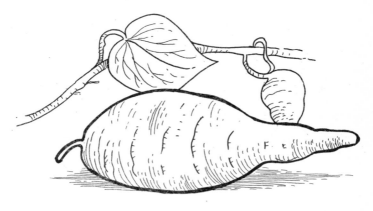

1) *Propiedades*: Carbohidratos complejos, azúcares y almidones. 100 gramos de camote aportan 115 calorías. Vitaminas A, B1 y B2.

2) *Contiene*: Calcio, hierro y fósforo.

3) *Método*: Al ser uno de los vegetales con más contenido de betacaroteno o protovitamina A, el jugo de camote combinado con el de acelga o lechuga provee de defensas al organismo, es un eficaz tratamiento pre-

ventivo en contra de las hemorroides y ayuda a mantener una vista saludable.

4) *Otras propiedades*: Las variedades de tubérculos, como raíces de yuca, ñame, otoe, mandioca, chinchayote o raíz del chayote, entre otras, tienen la característica común de ser ricas en almidones y azúcares, pues son los almacenes o reservas de las plantas para épocas de sequía o frío.

Vale la pena probar combinaciones y preparar con la pulpa restante un suculento puré de verduras. Cuando preparamos un zumo de mandiocas o tapiocas (*manihot esculenta*) es necesario mondar o pelar los bulbos, porque la cáscara es algo tóxica. Se le cuece y muele, luego se elabora una papilla, la cual sustituye en una comida a las papas y los cereales.

CAÑA DE AZÚCAR (*sacharum officinarum*).

1) *Propiedades*: Azúcares. 100 gramos de caña de azúcar aportan 285 calorías.

2) *Contiene*: Vitaminas A, complejo B y calcio, hierro y fósforo.

3) *Método*: Se recomienda tomar su jugo recién extraído, antes de que dé inicio el proceso de fermentación y oxidación.

4) *Otras propiedades*: Ingerirlo de esta manera facilita su asimilación, ya que sus nutrientes pasan casi inmediatamente al torrente sanguíneo. Es un excelente energético, y combate estados de debilidad y depresión.

No debemos abusar del azúcar ni del refinado, mascabado o piloncillo, porque corroe los dientes, produce gastritis y fomenta la obesidad.

Castaña (fruto del árbol *castanea vulgaris*).

1) *Propiedades*: Vitaminas y minerales. 100 gramos de castañas frescas aportan 185 calorías.

2) *Contiene*: Potasio, calcio, magnesio, azufre, cloro, hierro, cobre. Vitaminas A y E.

3) *Método*: Es aconsejable rallarlas crudas y combinarlas con jugos de frutas o verduras.

4) *Otras propiedades*: Son indicadas para las personas asténicas y con cansancio crónico. Regeneran los minerales del organismo; actúan como tónicos nerviosos y musculares. Por su alta cantidad de proteínas es una medicina para los problemas vasculares ya que dilata los vasos sanguíneos, evitando la formación de várices. El té de hojas de castaña ayuda a combatir la diarrea.

Cebolla (*allium cepa*).

1) *Propiedades*: Minerales, vitaminas y glucoquinina: hormona vegetal que metaboliza el azúcar, igual que la insulina. 100 gramos de cebolla aportan 40 calorías.

2) *Contiene*: Azufre, potasio, fósforo, calcio, hierro, sodio, magnesio y silicio. Vitaminas A, B1, B2, C y E.

3) *Método*: Por su sabor algo fuerte, se recomienda tomar el jugo de cebollas mezclado con extracto de

zanahorias, apio y perejil. Se puede combinar con miel y jugo de limón.

4) *Otras propiedades*: El jugo de cebolla combate todas las enfermedades infecciosas. Es excelente para los problemas de catarro, bronquiales y pulmonares. Combinada con miel alivia la tos. Elimina la fermentación intestinal y aumenta la producción de jugo gástrico. Si se le mezcla con papas crudas es excelente medicina contra el escorbuto. Ayuda a la conservación del esmalte dental y es anticancerígeno. Los médicos recomiendan su consumo en las dietas para prevenir el cáncer o para contrarrestar la probabilidad de incidencia.

6. Cebolla

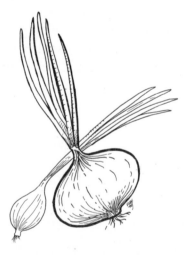

La cebolla es una auténtica maravilla de la naturaleza, tanto su bulbo como los tallos tiernos o cebollín, así como algunas de sus variedades llamadas chalotes, permiten que el organismo funcione como un reloj bien aceitado, debido a que sus jugos regulan el funcionamiento de las glándulas del sistema endocrino y del sistema nervioso central, ajustan el ritmo cardiaco y la presión sanguínea. Aunque su contenido de alcina es algo menor al del ajo, también ayuda a reforzar el sistema inmunológico. Es mejor comer las cebollas crudas.

El cebollín o cebollino es rico en potasio, calcio, azufre, también en selenio, dependiendo de la región donde se cultive; el jugo de cebollinos o chalotes es eficaz para eliminar el catarro bronquial.

CEREZA (fruto del *cerassus avium*).

1) *Propiedades*: Minerales, vitaminas, azúcares y fibra. 100 gramos de cerezas aportan 60 calorías.

2) *Contiene*: Calcio, magnesio, hierro y ácido tartárico. Vitaminas A, B1 y B2.

3) *Método*: Se recomienda tomar su jugo puro, a comienzos de la primavera.

4) *Otras propiedades*: El jugo de cerezas es depurativo, antirreumático, energético. Constituye un gran desinfectante, laxante y regenerador de los tejidos orgánicos. Contribuye a la eliminación del ácido úrico, y tomado en ayunas corta la diarrea y los trastornos intestinales.

De forma por demás curiosa el jugo de cerezas puede ser tanto un auxiliar para bajar como para subir de peso. Se recomienda ayuno de 24 o 48 horas, donde únicamente se podrá consumir este jugo. Luego se prosigue durante dos semanas, sustituyendo una comida por un vaso de jugo de cerezas. Se recomienda complementar con té de manzanilla y un vaso de agua y dos cucharadas de polen. O bien, cuando se busca un preparado que ayude a subir de peso, sugiero esta combinación, a la que llamo del Buda Gordo: 1 taza de jugo de cerezas, 2 tazas de jugo de piña, 2 cucharadas de soya en polvo (no harina de soya), 1 cucharada de germen de trigo, 2 cucharadas de miel de abeja, 1 yema de huevo, 1 cucharadita de salvado de arroz o de avena.

   7. Cereza

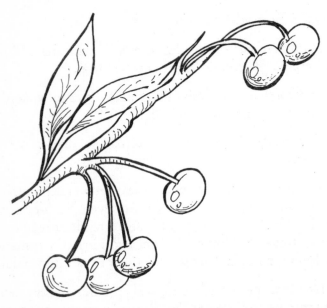

   Todavía el precio de las cerezas sigue siendo exorbitante en los países tropicales y semitropicales de

América; sin embargo, un kilo de cerezas no cuesta lo que un kilo de carne de res. Las primeras alegran el corazón; la segunda, atenta contra él. Usted elige.

CIRUELA (fruto del *prunus domestica*).

1) *Propiedades*: Minerales y vitaminas. 100 gramos de ciruelas aportan 60 calorías.

2) *Contiene*: Fósforo, potasio, hierro y calcio. Vitaminas B1, B2, B5 y C,

3) *Método*: Se recomienda la ingestión de su jugo solo o combinado con el de otras frutas.

4) *Otras propiedades*: Es un buen energético y estimulante nervioso. Descongestiona el hígado y es ligeramente diurético. Es el gran remedio para el estreñimiento, ya que excita la mucosa intestinal, facilitando la evacuación.

Este fruto originario de Persia, tiene en la actualidad una amplia dispersión y un gran número de variedades, colores y sabores. El jugo de ciruela es muy atractivo por su sabor, no es rico en vitaminas, aunque por contener poca sal se recomienda en dietas pobres en sal y calorías. Vale la pena combinar ciruelas maduras con manzana; o bien, extraer el jugo de las ciruelas y combinarlo en partes iguales con el de toronjas.

COCO (fruto o nuez de la palmera del *cocos nucifera*).

1) *Propiedades*: Proteínas y grasas minerales. 100 gramos de coco aportan 306 calorías.

2) *Contiene*: Potasio, magnesio, fósforo, cloro y calcio.

3) *Método*: Se puede consumir la pulpa licuada, o bien tomando el agua de coco sola o combinada con otros jugos de frutas.

4) *Otras propiedades*: Fortalece el cuerpo y los huesos. Es muy eficaz para el crecimiento de dientes y purifica y desinfecta el organismo, ya que es un excelente antiparasitario. Tiene una importante acción diurética y sedante del sistema nervioso.

No se debe abusar en su consumo, porque 60% de la pulpa del coco es aceite. Pruebe esta combinación: pulpa de un coco y media piña madura y dulce, páselo por el extractor de jugos y obtenga una piña colada.

COL O REPOLLO (*brassica oleracea-capitata*), COL DE BRUSELAS, LOMBARADAS Y HOJAS DE COLINABO. Familia de las crucíferas.

1) *Propiedades*: Vitaminas y sales minerales. 100 gramos de col aportan 40 calorías.

2) *Contiene*: Potasio, calcio, azufre, sodio, hierro y aluminio. Vitaminas A, C, B1, B2 y K.

3) *Método*: Se recomienda tomar su jugo recientemente extraído. Como tiene un sabor algo soso, es conveniente combinarlo con un poco de extracto de apio, zanahoria o jitomate y unas gotas de extracto de limón. Se puede beber antes de comer o añadido a la sopa, antes de tomarla, porque el calor altera su composición. Un cuarto de col en jugo rinde aproximadamente un vaso de jugo. Pueden probarse otras variedades, como son la col china y el colinabo.

Es importante lavar y desinfectar perfectamente estas hortalizas, porque suelen regarlas con aguas negras. No se aconseja cocinar la col (en todas sus variedades) o freírla, porque el azufre que contiene la harán indigesta, y provocará mal olor y flatulencias. No debemos combinar en una misma comida jugo de col (en todas sus variedades) con carne, café o pan, porque hacen muy mala combinación. En cambio, puede combinarse con zanahorias, papas y otros tubérculos.

4) *Otras propiedades*: Cura las enfermedades gastro-intestinales, en especial las úlceras estomacales. Conviene aclarar este punto. En la bibliografía naturista se insiste en los beneficios del jugo de col para contrarrestar el padecimiento de úlceras gastrointestinales. Esto se debe al poder cicatrizante de los jugos de la col, por su alto contenido de azufre. El jugo de col combate los parásitos y las hemorroides. Calma espasmos y convulsiones, porque tiene poder sedante. Cocido con azúcar es un excelente jarabe para el pecho y enfermedades respiratorias. Combinado con miel cura la afonía y limpia las anginas. Media taza de col cruda contiene más vitamina C que una naranja mediana.

Desde hace una década el doctor Garnett Cheney, de la Universidad de Stanford, descubrió que el jugo de col puede curar úlceras estomacales. Se prepara un jugo con media cabeza de col, el cual se puede combinar con apio o piña y se bebe en el transcurso del día. La *bok choy* o col china es una verdura rica en azufre, hierro y potasio. El azufre purifica o lava nuestro cuerpo. A algunas personas el jugo de col, lombardas o col de Bruselas les produce gases, así que debemos tener cuidado. Pruebe mezclando anís con este jugo.

COLIFLOR (*brassica oleracea-botrytis*).

1) *Propiedades*: Sales minerales y vitaminas. 100 gramos de coliflor aportan 30 calorías.

2) *Contiene*: Potasio, calcio, azufre y silicio. Vitaminas A, B1, B2, C, E y K.

3) *Método*: Como es difícil de digerir, se recomienda preparar al vapor, sin cocer demasiado. Luego se pasará por el extractor de jugos. Es mejor añadir a este procedimiento una papa para que el jugo tenga mejor sabor y consistencia.

4) *Otras propiedades*: El beneficio del consumo de este jugo, como es un producto alcalino permitirá, a quienes padecen de retención de urea y ácido úrico, encontrar un producto natural que paulatinamente, junto con un tratamiento adecuado, irá disminuyendo el padecimiento. Nutre y no hace aumentar de peso.

CHAYOTE (fruto del *sechum edule*).

1) *Propiedades*: Sales minerales. 100 gramos de chayotes aportan 27 calorías.

2) *Contiene*: Potasio, magnesio y silicio.

3) *Método*: Después de lavarlo y pelarlo, córtelo en cubos o rebanadas y cuézalo al vapor. Extraiga a continuación el jugo.

**4) *Otras propiedades*:** Es un poderoso diurético y purifica el organismo. Se recomienda en todas las dietas, porque no engorda. Ayuda a eliminar el ácido úrico causante de enfermedades en las articulaciones, como artritis y gota.

El chayote también es conocido como papa del aire, *choko* o chocho. La raíz también se consume, se le llama chinchayote (véase el tema en camotes y tubérculos).

8. Coco, ciruela, chayote

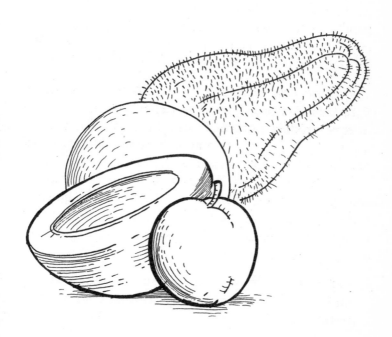

**Chícharo, arveja o guisante** (semillas y vainas del *pisum sativum*).

1) *Propiedades*: Carbohidratos, minerales y fibras. 100 gramos de chícharos aportan 140 calorías. 100 gramos del chícharo fresco, con su vaina, 85 calorías. En tanto que 100 gramos de chícharos secos aportan 346 calorías.

2) *Contiene*: Magnesio, calcio, cloro, potasio, cinc, azufre y sodio. Vitaminas B1, B2, B6, C y E.

3) *Método*: Se recomienda cocerlo al vapor o en caldo junto con las vainas y luego licuarlo. Debe ser un producto muy fresco, recién cosechado y tierno. Por lo que ésta es una de las verduras a las que todo pequeño horticultor debe dar preferencia en su huerto o jardín.

4) *Otras propiedades*: Es un excelente mineralizante y reconstituyente. Jamás se deben consumir secos porque producen muchos gases. En cambio, es una de las verduras que aporta mayor cantidad de nutrientes para evitar la osteoporosis, los problemas de raquitismo o de rotura de huesos. Ayuda a quienes desarrollan un trabajo intelectual intenso, y deben evitarlo quienes padecen trastornos hepáticos o renales. Es contra-indicado en quienes tienen un principio o antecedentes de arterioesclerosis.

**Chile o ají** (pimienta de Cayena o alguna de las variedades cercanas al fruto y semillas del *capsicum annum*).

1) *Propiedades*: Vitaminas y minerales. 100 gramos de chile poblano aportan 48 calorías.

2) **Contiene**: Hierro y vitamina C.

3) **Método**: Cuando se piensa en comida mexicana surge, casi de inmediato, el sabor ardiente del pimiento, ají americano o chile. Lo cual es, definitivamente, erróneo. La comida mexicana gusta de este condimento, mas no en exceso.

9. Chiles

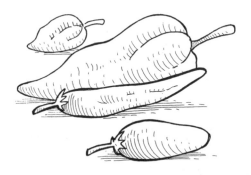

El *chilli*, como fue llamado por los nahuas, es sinónimo de mexicanidad. Ha sido inspirador de poemas, como el bello canto de Nezahualcóyotl, cuando llora su madre por el picor de las semillas del chile al asarse. De dichos y refranes. De castigos, como la maldición de Moctezuma. Y, por supuesto, de la enorme variedad de manjares que componen la gastronomía mexicana, que junto a la cultura del trigo representada por Francia y la cultura del arroz representada por China, es considerada la tercera en importancia en el mundo, gracias a nuestras salsas, moles o mollis y enchiladas, platos únicos y de preparados sin igual. En la base de la alimentación de los antiguos mexicanos se encuentra el maíz, el frijol y el chile. Y lo siguen estando, porque México produce y consume 500 mil toneladas anuales de chiles verdes y 60 mil toneladas de chiles secos. O sea, más de un kilogramo por habitante al año. Entre sus variedades se encuentran: anchos, guajillos, serranos, chipotles, jalapeños, de árbol, poblano, pasilla, cuaresmeño, entre otros.

Las múltiples variedades de chiles y pimientos proceden de una guindilla o chile piquín, que fue produciendo por selección artificial, las variantes que hoy conocemos. En todas éstas aparece una oleorresina que tiene el nombre de capscina, dándole a vainas y semillas el sabor picante peculiar que les caracteriza. Por ello es que "toreándolos" o sea, frotándolos rápidamente, su picor aumenta, mientras que si se les desvaina, éste disminuye. Cuando queremos darle un sabor agradable, fuerte y picoso a uno de nuestros jugos, añadiremos uno o dos chiles, con o sin vena.

4) *Otras propiedades*: Científicamente se sabe que el chile estimula las vías digestivas, abre el apetito y cura dolores de cabeza y migrañas si se le consume fresco. En Hungría, donde se cultiva, cosecha y consume en grandes cantidades, las investigaciones realizadas demuestran que el consumo de chile puede ser remedio probado contra las embolias. El problema se da cuando hay un abuso en su consumo, pues inflama el hígado y produce diarrea. La pimienta de Cayena es ají seco. Lo mismo ocurre con otro tipo de condimentos picantes. Se recomienda su consumo junto con el ajo crudo para disminuir problemas de hipertensión arterial vinculados a la circulación sanguínea. Disfrútelo con moderación.

CHIRIMOYA (fruto y semillas del *annoa cherimolia*).

1) *Propiedades*: Vitaminas y azúcares. 100 gramos de chirimoyas aportan 80 calorías.

2) *Contiene*: Vitamina E.

3) *Método*: Hágala jugo cuando esté completamente madura y agréguele su pulpa machacada.

4) *Otras propiedades*: Fortalece el sistema nervioso y facilita la digestión.

Entre las anonas, como son la guanábana y la yaca, la chirimoya es una de las frutas tropicales más abundante en vitaminas. Además, su sabor delicioso nos permite paladearla sola, o en combinación con jugo de mandarina, miel de abeja y unas gotitas de limón.

DÁTIL (fruto de la palmera *phonix dactylifera*).

1) *Propiedades*: Carbohidratos. 100 gramos de dátiles aportan 280 calorías.

2) *Contiene*: Cloro, hierro, fósforo, calcio y magnesio. Vitaminas A, B y D.

3) *Método*: Haga un licuado de dátiles con yogurt o jugos de fruta. Esta fruta, rica en azúcares, así como las pasas de uva o las ciruelas pasas, sirve como sustituto del azúcar. Se combina muy bien con frutas jugosas.

4) *Otras propiedades*: Ha mostrado su eficacia contra la desnutrición. Atletas y personas que realizan un gran esfuerzo físico, deben consumirlo en abun-

dancia. Lo mismo mujeres embarazadas, niños y adolescentes. Actúa como afrodisiaco. No se aconseja su consumo en personas diabéticas u obesas.

DIENTE DE LEÓN O MASTUERZO (también EZCORZONERA O AMARGÓN). Su nombre científico es *taxaxacum officinale.*

1) *Propiedades*: Minerales. 100 gramos de diente de león aportan 20 calorías.

2) *Contiene*: Potasio, calcio, manganeso y abundancia de clorofila. Vitaminas B10 y B11.

3) *Método*: Se recomienda hacer un extracto de sus hojas y raíces y agregarlo a otros jugos de frutas. Deseche siempre las hojas con botones y las flores, las cuales producen un sabor amargo. Lo mejor es cosechar las hojas antes de la floración. Produce una flor amarilla que, al volverse fruto, se convierte en un botón que al soplarle suelta semillas. Las hojas tiernas se comen en ensaladas o en sopas. Fritas en mantequilla son deliciosas.

4) *Otras propiedades*: Es llamada "la amiga del hígado", pues lo limpia, así como a la vesícula biliar. Mineraliza el cuerpo y tiene propiedades diuréticas. Aumenta la secreción de saliva y jugos gástricos y en general, es altamente benéfico para el metabolismo en su totalidad.

DURAZNO O MELOCOTÓN (fruto del arbolito *persica vulgaris*).

1) *Propiedades*: Minerales y vitaminas. 100 gramos de duraznos aportan 48 calorías.

2) *Contiene*: Fósforo, calcio, azufre, cloro, hierro, cobre, potasio y manganeso. Vitaminas A, B1, B2, B5 y C.

3) *Método*: Se recomienda hacer jugo de duraznos muy maduros, y no se olvide de incluir la piel. Nunca lo combine con aceites, verduras o leche y sus derivados.

4) *Otras propiedades*: El jugo de durazno previene y combate la anemia, el estreñimiento, los catarros y la descalcificación. Actúa como aperitivo y refrescante, aumenta la elasticidad y resistencia del cabello y la piel. Es energético, estomacal, diurético y laxante. Está recomendado para personas con padecimientos cardiacos y además, tomándolo regularmente como medida precautoria cuando hay antecedentes familiares, ayuda a disolver los cálculos renales. Ayuda en la recuperación de enfermedades respiratorias. Tiene propiedades anticancerígenas, es decir, su ingesta evita que se formen radicales libres en abundancia, los que en teoría llevan a las células a enfermar. Es un eficaz tratamiento en el insomnio. Combate los parásitos intestinales.

Esta fruta se extendió desde la China hasta la India y luego llegó al Cercano Oriente. Es rica en vitaminas, por algo los romanos lo llamaron al durazno, la fruta de Venus.

EJOTES O JUDÍAS VERDES (vaina del *phaseolus vulgaris*).

1) *Propiedades*: Carbohidratos, minerales, proteínas y fibras. 100 gramos de ejotes secos aportan 121 calorías. Si se trata de la verdura verde, sin la vaina, 100 gramos aportan 39 calorías.

2) *Contiene*: Hierro, calcio y sodio. Vitaminas B1, B2, B6, C y E.

3) *Método*: Se recomienda cocer los ejotes tiernos y frescos al vapor y luego licuarlos. Debe ser un producto recién cosechado, por lo que ésta es una de las verduras que todo pequeño horticultor debe dar preferencia en su huerto o jardín.

4) *Otras propiedades*: Es un excelente mineralizante y reconstituyente. Ayuda a quienes desarrollan un trabajo intelectual intenso. El jugo de ejotes constituye uno de los remedios para la debilidad renal.

EPAZOTE (*chenopodium ambrosioides*).

1) *Propiedades*: Condimento y minerales. 100 gramos de epazote aportan 21 calorías. No debe consumirse en tal cantidad.

2) *Contiene*: Principios químicos activos en este vegetal.

3) *Método*: El sabor del epazote es muy fuerte. Pero puede probarse un extracto de hongos, al que se le añade ajo, chile y hojas de epazote.

4) *Otras propiedades*: Es uno de los vermífugos más conocido. Tiene propiedades que estimulan la menstruación.

Las embarazadas deben usarlo con moderación, ya que su ingesta en exceso puede provocar aborto. Además, su extracto en abundancia puede resultar venenoso.

ESPÁRRAGOS (*asparagus officinalis*).

1) *Propiedades*: Minerales y vitaminas. 100 gramos de espárragos aportan 21 calorías.

2) *Contiene*: Hierro, calcio, fósforo, potasio, manganeso y iodo. Vitaminas A, B y C.

3) *Método*: Se recomienda cocerlos previamente al vapor y luego licuarlos. La pasta sobrante puede emplearse como relleno de calabacitas.

4) *Otras propiedades*: Es estimulante del crecimiento. Limpia los riñones y combate los problemas de la vejiga.

Esta planta originaria de Rusia, ya se cultiva en todo el mundo cerca del mar debido a su sabor delicioso, su alto contenido en sales minerales y iodo. Además, tiene propiedades alimenticias similares a la carne, pues medio kilo de espárragos frescos, por ejemplo, equivale a 100 gramos de carne.

ESPINACA (*spinacea oleracea*).

1) *Propiedades*: Minerales, vitaminas y fibra. 100 gramos de espinacas nos aportan 25 calorías.

2) *Contiene*: Calcio, fósforo, azufre, arsénico, cobre, iodo y abundancia de clorofila. Vitaminas A, B1, B2 y C.

3) *Método*: El jugo puede mezclarse en cantidades iguales con extractos de zanahoria y apio, berro, manzana o piña. Asimismo, se recomienda beberlo siempre fresco.

4) *Otras propiedades*: Tiene propiedades desintoxicantes y elimina el exceso de líquido del cuerpo. Ayuda a la formación de la sangre por su combinación de hierro y clorofila. Cura enfermedades del sistema nervioso y previene la avitaminosis y el escorbuto. Su alto contenido de fibra le otorga propiedades laxantes.

El jugo de espinaca está especialmente recomendado para mujeres embarazadas. Conviene combinarlo con harina de amaranto. En dicha dieta también se incluirá plátanos con dátiles y jugo de calabacitas locas, enteras (con semillas) combinadas con vainas de chícharos tiernos y recién cosechados.

El jugo de espinacas no deben consumirlo personas predispuestas a la gota, uremia y cálculos renales. Tampoco quienes sufren de acidez estomacal o úlceras gástricas.

Frambuesa (fruto del *rubus idaeus*).

1) *Propiedades*: Vitaminas y minerales. 100 gramos de frambuesas aportan 50 calorías.

2) *Contiene*: Sodio, hierro, pectina, glucosa y ácidos de fruta. Vitamina C.

3) *Método*: Su jugo es una de las bebidas más agradables, sobre todo si se mezcla con el de grosellas. Combina muy bien con yogurt.

4) *Otras propiedades*: Tiene poderes laxantes y es recomendada para los diabéticos, por su azúcar natural, la levulosa. Tiene propiedades diuréticas y limpia los tejidos del exceso de ácidos. Combinado con agua y extracto de grosellas, el jugo es un excelente anti-

febrífugo. Si se le añaden almendras y miel es un buen remedio para la tos.

FRESAS Y FRESONES (frutos del *fregaria vesca*).

1) *Propiedades*: Sales minerales y vitaminas. 100 gramos de fresas aportan 40 calorías.

2) *Contiene*: Calcio, sodio, fósforo, hierro. Vitaminas A, B1, B2, C, E y K.

3) *Método*: Consuma su jugo o haga agua de fresas. Puede combinarlo con jugo de manzana, cebolla y ajo (excelente combinación para el aparato cardiaco y el circulatorio) o con jugo de uva (indicado para los que padecen de acné).

4) *Otras propiedades*: Es mineralizante y calcificador. Por su contenido en ácido salicílico combate el reuma de las articulaciones, ciática y depósitos de ácido úrico. Estimula el hígado y regula el sistema nervioso. No sólo activa la producción de leucocitos sino que además tiene propiedades bactericidas.

Dos medidas de precaución: desinféctelas perfectamente antes de consumirlas y cuide el exceso: puede desarrollar alergias en algunas personas.

GARBANZOS (semillas y vainas del *cicer arentium*).

1) *Propiedades*: Carbohidratos, minerales, proteínas y fibras. 100 gramos de garbanzos aportan 360 calorías.

2) *Contiene*: Hierro, calcio y sodio. Vitaminas B1, B2, B6, C y E.

3) *Método*: Se recomiendan las vainas tiernas, ligeramente asadas o cocidas al vapor. Debe ser un producto recién cosechado.

4) *Otras propiedades*: Es un excelente mineralizante.

GIRASOL (semillas sin cáscara del *helianthus annuus*).

1) *Propiedades*: Minerales, fibra y vitaminas. 100 gramos de semillas de girasol aportan 573 calorías.

2) *Contiene*: Flúor, hierro, potasio, calcio, fósforo, magnesio y manganeso. Vitaminas A, B, D y K.

3) *Método*: Se recomienda preparar leche de sus semillas dejándolas en remojo todas la noche, para licuarlas luego y aderezarlas con frutas y jugos.

4) *Otras propiedades*: Es excelente para el intestino, por la cantidad de fibra que posee. Se digiere con facilidad

10. Girasol y fresa.

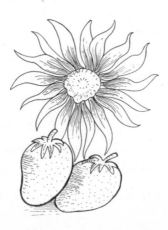

y no se acumula en los vasos sanguíneos. Previene enfermedades del aparato circulatorio.

Además de ser un buen alimento rico en aceites vegetales, el jugo de flores y semillas mezcladas con agua de borrajas y tomado en ayunas es remedio contra fiebres intermitentes.

Para fortalecer su sistema glandular extraiga un vaso de jugo de zanahoria, otra porción igual de apio; ponga en la licuadora ambos y media taza de semillas de girasol crudas que haya dejado remojar en jugo de piña la noche anterior.

GRANADA (pulpa del fruto del *punica granatum*).

1) *Propiedades*: Ácido sálico y málico, minerales y vitaminas. 100 gramos de granada aportan 53 calorías.

2) *Contiene*: Sodio, magnesio, potasio, cloro, fósforo y azufre. Vitaminas A, B y C.

3) *Método*: Por sus efectos sorprendentes sobre el organismo, se recomienda hacer un día de dieta de sólo jugo de esta fruta. Puede combinarlo con jugo de naranja.

4) *Otras propiedades*: Cura las enfermedades crónicas del aparato digestivo (diarrea, parásitos, putrefacción), circulatorio (hipertensión, anemia), excretor (nefritis) y otros. Purifica la sangre.

GROSELLA (fruto del *ribes rubrum*).

1) *Propiedades*: Vitaminas y minerales. 100 gramos de grosellas aportan 50 calorías.

2) *Contiene*: Fósforo, magnesio, potasio y calcio. Vitaminas A, B y C.

3) *Método*: Su jugo se puede tomar como bebida refrescante o como aperitivo.

4) *Otras propiedades*: Favorece el funcionamiento del intestino grueso. Acaba con la diarrea. Es un ligero laxante, por la cantidad de celulosa que posee. Ayuda a mejorar las afecciones del anémico.

Este jugo de grosella nunca debe faltar en la mesa.

GUAYABA (fruto del *psidium guajava*).

1) *Propiedades*: Vitaminas y minerales. 100 gramos de guayabas aportan 52 calorías.

2) *Contiene*: Hierro, calcio y fósforo. Vitamina A, B y C.

3) *Método*: Prepárela en jugo cuando esté madura o prepare una deliciosa agua.

4) *Otras propiedades*: Su acción curativa es ante todo laxante, pero si el fruto no está maduro, tiene propiedades astringentes. Previene el raquitismo y la anemia. Tenga la precaución de no consumirla en exceso.

HABAS Y FABES (semillas y vainas del *vicia faba*).

1) *Propiedades*: Carbohidratos y proteínas. 100 gramos de habas frescas y tiernas aportan 100 calorías, si están secas 330.

2) *Contiene*: Sales minerales.

3) *Método*: Se prefiere el vegetal recién cosechado, se pueden comer las flores.

4) *Otras propiedades*: El jugo de flores de haba es diurético y digestivo. Las habas cocidas e incorporadas a los jugos en forma de papilla les da consistencia.

Pruebe un jugo de habas verdes, tiernas, con cáscara, nopalitos y zanahorias. Fortalecedor.

Higo (fruto y semillas del *ficus caria*).

1) *Propiedades*: Vitaminas, fibra y minerales. 100 gramos de higos frescos aportan 65 calorías, si están secos 280.

2) *Contiene*: Potasio, magnesio, calcio, fósforo y hierro. Vitaminas A, B1, B2 y C.

3) *Método*: Consuma jugo de higos frescos, acompañándolo de frutas.

4) *Otras propiedades*: Es un laxante natural y energético. El té de sus hojas combate la tos intensa.

Las higueras son una de las plantas más nobles que existen, por lo que cuando tenemos un pequeño espacio de jardín, convendrá sembrar una de estas matas. Al poco tiempo comenzará a dar brevas y frutos. Si desecamos los higos tendremos un fruto seco rico en azúcar, por lo que se recomienda a gimnastas y deportistas.

Hongos (*funga*).

1) *Propiedades*: Minerales, fibra, agua —una fuente de primera calidad—, proteínas y vitaminas. 100 gramos de hongos frescos aportan 44 calorías, si están secos 80.

2) *Contiene*: Hierro, calcio, fósforo y potasio. Vitaminas B1, B2 y C.

3) *Método*: Puede preparar un delicioso licuado de hongos que puede tomar como sopa, combinándola con mantequilla derretida o consomé.

4) *Otras propiedades*: Tienen proteínas de muy buena calidad. Según la variedad, contienen antibióticos, remueven las grasas y tienen propiedades vaso-constrictoras. Debe ingerirlos con precaución.

En general, cuando hablamos de hongos nos referimos a un número muy amplio de seres vivos cuyas características pueden ser tan variables entre uno y otro como las existentes entre un perro y una ballena. Sin embargo, existen elementos que los unifican, y es que en tanto seres inmóviles, carecen de la posibilidad de producir su alimento en forma autótrofa, pues carecen de clorofila. En cambio, la naturaleza los ha dotado de propiedades asombrosas.

Existen las levaduras y los antibióticos (hongos verde-azules), los mohos, los fermentos y los hongos macroscópicos. La farmacopea de las culturas prehispánicas se basó en el empleo de aquellas plantas, animales, minerales y hongos de la región, que, en algunos casos, por sus características morfológicas o, en otros muchos, por su "poder" (propiedades químicas y protocientíficas), ayudaban a combatir las enfermedades. Ciertos hongos, a causa de sustancias connaturales, tenían efectos narcóticos, hipnóticos o alucinógenos, siendo muy apreciadas por el *ticitl* o médico precolombino. Pues, para su modo de ver el mundo, dichos poderes tenían el significado de ser claro síntoma de encuentro con lo divino o sobrenatural.

Los pueblos del valle de México clasificaron a los hongos macroscópicos en familias. Como lo expone Francisco Flores y Troncoso en su obra clásica *Historia de la medicina en México*: "Todos los hongos se agruparon en una familia llamada *nanacame* o *nanacatl*, distinguiéndose los hongos de prado *tlazolnanacatl* de los hongos de árbol *cuaunanacatl*. Y, a su vez, se subdividieron en cuatro grupos, según sus propiedades:

"1) **Citlalnanacame**: venenosos y mortíferos, si se les comía.

2) **Teyhuinti**: alucinógenos o enloquecedores.

3) **Xóchitlnanacame**: narcóticos o somníferos, y

4) **Iztacnanacame**: comestibles."

Los aztecas fueron muy sabios en clasificar especies y géneros vegetales, lograron una taxonomía científica en las familias sapotácea, agávea y nopalea. No cabe duda que en lo referente a los hongos su conocimiento fue extenso. Éstos formaban parte de su dieta cada temporada de lluvia, dándose en México el singular fenómeno de existir por lo menos 200 variedades de hongos comestibles. En buena medida, los efectos del *teyhuinti* eran empleados por los *ticitl* para curas y hechizos; los españoles rechazaron en bloque todo el saber micológico prehispánico. La herbolaria antigua fue tachada de brujería y expulsada del cuerpo de conocimiento aceptado.

La única especie que se industrializa en México es una variedad de hongo europeo conocido como champiñón.

Pero hay 200 variedades que encantarían al paladar de gourmets franceses, chinos o japoneses, que están desaprovechadas. Veamos algunas posibilidades:

Cuatro tazas diarias de un jugo preparado con el hongo *ganoderma licidum* u oreja de indio ha demostrado tener propiedades antitumorales.

Las variedades del género *lentinus* (*cubensis* y *lepideus*), que, crecen en forma espontánea en México, tienen características similares al *shiitake* japonés, u hongo de la vida (*lentinus edodes*). Se les prepara en varas de bambú sazonados con salsa de soya. Fritos con ajo, o asados. El consumo de este tipo de hongos ayuda a reducir los niveles de colesterol en la sangre. Además, tiene cualidades antivirales y antitumorales.

Otro de los hongos, del que se ha comprobado su incidencia favorable en la reducción o control de tumores, es el hongo ostra (*pleurotus astreatus*). Los hongos del género *calvatia*, que suelen ser llamados hongos pelota, tienen poder para detener hemorragias.

Uno de los hipoglucémicos más notorios es el hongo *calocybe gambosa*, por lo que vale la pena su cultivo. Se prepara un jugo de nopales y este hongo para la prevención de diabetes.

Los hongos del género *lentinus* tienen la propiedad de remover lípidos complejos, es decir grasas, sobre todo entre el grupo de los esteroles, donde se encuentra el colesterol. Se prepara un jugo de 200 gramos de hongos, leche de ajonjolí al gusto y tres ajos crudos.

Muchos tipos de hongos de los que habitualmente encontramos en los mercados, incluyendo el huitlacoche, son depuradores de los intestinos. Las ventajas de consumir hongos son muchas. Además de su sabor delicioso, pueden servir para complementar un guisado o una botana. Por lo que no es mala idea comprar hongos en abundancia en la temporada de lluvia, para secarlos y guardarlos en bolsas. También pueden, una vez secos, ser reducidos a polvo.

*11. Hongos*

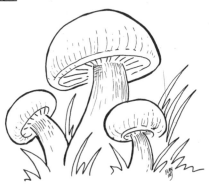

Vale la pena experimentar con jugos de hongos, chiles y especias.

JITOMATE (fruto del *solanum lycopersium*).

1) *Propiedades*: Es el vegetal con mayor riqueza en sales naturales. 100 gramos de jitomate aportan 20 calorías.

2) **Contiene**: Fruto rico en vitaminas A, B y C.

3) *Método*: Debe consumirse crudo, ya sea en rodajas, trozos o jugo, para que no pierda sus valores nutritivos.

4) *Otras propiedades*: Jitomate significa en náhuatl "fruto de ombligo", lo que hace referencia a su pedúnculo. Los antiguos mexicanos lo empleaban para contrarrestar lo picante del chile o ají americano, asándolo previamente al calor de las brasas. Los conquistadores aseguran que esta planta era útil para el dolor de garganta, ardor de espalda por insolación, padecimientos renales y un sinnúmero de dolencias.

Lo cierto es que los europeos no le tomaron el gusto al jitomate muy pronto. Pasó por una historia de rechazos y aceptaciones; se dijo que se trataba de una planta demoniaca. Pero paulatinamente la fueron incorporando, al punto que la gastronomía española, italiana y francesa nada serían sin este producto. Y ni hablar de la "cocina" contemporánea, que todo embadurna con salsa de jitomate *catsup*. Los aztecas conocieron y produjeron muchas variedades de jitomates, unas casi silvestres y otras delicadamente cultivadas. Se empleó contra fístulas lacrimales, dolores de cabeza, ardores de estómago, paperas, inflamaciones de la garganta, úlceras reptantes, siniasis, dolor de oídos y flujos menstruales excesivos (*Historia natural de Nueva España*, página 228).

Los naturalistas de nuestros días lo emplean contra la fiebre, las infecciones agudas, y su ingesta regular combate la artritis. En caldo es un excelente sudorífico. Y tiene propiedades antisépticas. Si se corta verde y se prepara en jugo con sal, se emplea para combatir la caspa, tiña, sarna y enfermedades cutáneas, aplicándolo en la zona afectada. También se prepara una mezcla de jugo de jitomate maduro con una cucharada de aceite de almendras, para aliviar dolores de cabeza y estómago. Y su jugo lo pueden consumir bebés, diabéticos, nefríticos, obesos, biliosos, hipertensos, artríticos, gotosos, reumáticos y estreñidos, pues los médicos contemporáneos siguen admitiendo —aunque a nuestros lectores les parezca increíble— las virtudes terapéuticas del jitomate, estudiadas por los antiguos médicos mexicanos.

Una de las variedades, o mejor, la variedad original, de la cual partieron todas las clases de jitomates creadas por los aztecas, el *cuahutecomate* o jitomate cereza, agrega a las propiedades antedichas su dulzura y sabor.

*Advertencia*: Las hojas del jitomate pueden contener venenos vegetales. No las consuma. Sin embargo, un cocimiento de hojas de jitomate sirven para lavar los ojos cuando se tiene conjuntivitis. Se recomienda mezclar este té con el de manzanilla. No lo beba.

*Otro método*: Un coctel de verduras que toma como base a los jitomates es el siguiente: dos tazas de jugo de jitomates maduros y dulces, una cebolla, 1/4 de cucharadita de sazonador vegetal, el jugo de dos limones, un pimiento verde, un tallo de apio con hojas, tres ramitas de perejil y 1/2 cucharadita de miel.

LECHUGA (*lactuca sativa*).

1) *Propiedades*: Agua, fibra, minerales y vitaminas. 100 gramos de lechuga aportan 19 calorías.

2) *Contiene*: Sodio, calcio, cloro, potasio y hierro. Vitaminas A, B1, B2 y C.

3) *Método*: Haga extracto de lechuga. Combínelo con jugos de limón, apio, zanahoria, perejil, manzana, col

de Bruselas y pera. Lo puede tomar frío o al tiempo. Úselo para rociar ensaladas o ponerlo a la sopa. Tome medio vaso, dos veces al día o como aperitivo, antes de las comidas.

4) *Otras propiedades*: Es un excelente sedante, analgésico para dolores menstruales, combate la artritis, previene el raquitismo, regula la secreción de jugos gástricos, disminuye el nivel de glucosa en la sangre. Es antitusígeno.

Lima (fruto del árbol *citrus limatta*).

1) *Propiedades*: Minerales y vitaminas. 100 gramos de limas aportan 33 calorías.

2) *Contiene*: Calcio, magnesio, potasio, magnesio y fósforo. Vitamina A y C.

3) *Método*: Se puede tomar su jugo puro o con agua, se recomienda licuarlo con la piel y la membrana blanca. Sabe delicioso combinado con jugo de durazno y naranjas, con extracto de mango y zanahoria y con espinaca.

4) *Otras propiedades*: Las limas con suero de leche son eficaces para refrescar la sangre y para la congestión cerebral. Es un excelente diurético y deshace cálculos.

Limón (fruto del árbol *citrus limonum*).

1) *Propiedades*: Vitaminas, azúcares y minerales. 100 gramos de limón agrio aportan 23 calorías. 100 gramos de limón amarillo aportan 35 calorías.

2) *Contiene*: Calcio, hierro, fósforo, magnesio y potasio. Vitaminas C, B1 y B2.

3) *Método*: Puede tomar su jugo solo o combinado con agua. El extracto de limón combina con los de naranja, mandarina, jitomate y uva. Si lo toma solo puede endulzarlo con miel o azúcar.

4) *Otras propiedades*: Es una excelente medicina contra el catarro y resfriados. Refresca la sangre, ayuda a bajar de peso y cura la anemia. Tomándolo en ayunas, combate la acidez y los gérmenes de la fermentación. Como es fuertemente corrosivo, rebájelo con agua y endúlcelo. También se emplea como desinfectante del agua y verduras. Una de las curas de limón más populares consiste en tomar en ayunas por diez días el jugo de uno, dos, tres, cuatro, (hasta llegar a diez en el décimo día), y el día once tomar el jugo de nueve, luego de ocho, así hasta el último día en que se toma el jugo de un solo limón. Esta cura es preventiva de resfriados.

Evite combinar jugo de limón con cereales y féculas. Pero la combinación de limón y frutos secos es compatible y benéfica. Si endulzamos el agua o el jugo de limón, es mejor hacerlo con miel. La cáscara de limón fortalece el sistema arterial, combate jaquecas, depresiones, problemas respiratorios y debilidad. ¡Consúmala!

LUCUMA (fruto del árbol *lucuma obovata*) y MAMEY (fruto del árbol *mammeas americana*).

1) *Propiedades*: Azúcares. 100 gramos de mamey aportan 69 calorías.

2) *Contiene*: Sodio, hierro, fósforo, calcio y potasio.

3) *Método*: Su pulpa, licuada con leche y unas gotas de vainilla es una deliciosa bebida.

4) *Otras propiedades*: De fácil digestión, ayuda a expulsar flemas y está indicado en las dietas para subir de peso. Aporta energías y es ideal para reponer fuerzas luego de ejercicios o actividades físicas intensas. Indicado también para niños y ancianos por su pulpa blanda y sabrosa.

El árbol de mamey produce una gomorresina que se mezcla con grasa para aliviar quemaduras. La semilla parece tener propiedades para combatir la calvicie. Un jugo de hojas del árbol de mamey actúa como febrífugo.

MANDARINA (fruto del árbol *Citrus deliciosa*).

1) *Propiedades*: Vitaminas, azúcares y minerales. 100 gramos de mandarinas aportan 44 calorías.

2) *Contiene*: Bromo, calcio, cloro y fósforo. Vitaminas A y C.

3) *Método*: El jugo de mandarina es una deliciosa y refrescante bebida. Puede combinarse con extractos de otros cítricos, con pulpa de zapote negro y miel. O con jugo de pomelo y piña.

4) *Otras propiedades*: Por su alto contenido en bromo es un buen sedante del sistema nervioso. Ayuda a eliminar el ácido úrico, mineraliza el organismo y es muy apreciada por su acción beneficia contra las enfermedades del aparato respiratorio. Las previene y combate.

Es una de las frutas con mayor contenido en ácido cítrico y azúcares, por lo que su consumo debe ser controlado.

MANGO (fruto del árbol *mangifera indica*).

1) *Propiedades*: Vitaminas, minerales, azúcares y fibra. 100 gramos de mangos aportan 46 calorías.

2) *Contiene*: Calcio, fósforo, potasio. Vitaminas B2 y C.

3) *Método*: El jugo de mango maduro es delicioso. Combina muy bien con el extracto de lima y espinaca.

4) *Otras propiedades*: Estimula los nervios y cura la gastritis. Mineraliza el organismo y es un excelente diurético, ayuda a la eliminación de cálculos. También actúa como laxante, por lo que hay que tener la precaución de no comerlo en exceso ni verde.

12. Jitomate, mango, lechuga.

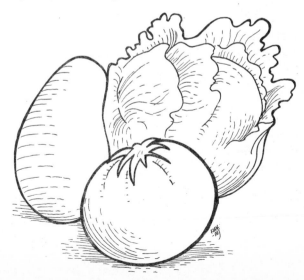

MANZANA (fruto del árbol *pyrus malus*).

1) *Propiedades*: Minerales, vitaminas, celulosa y azúcares. 100 gramos de manzanas aportan 65 calorías.

2) *Contiene*: Hierro, calcio, magnesio, potasio, silicio, fósforo, potasio y sodio. Vitaminas B2 y C.

3) *Método*: El extracto de manzana puede tomarse puro o combinado con jugo de col de Bruselas, zanahoria y lechuga, o con extracto de pepino y betabel, o mezclándolo con extractos de pera o fresa, cebolla y ajo. Se lleva de maravilla con jugo de apio y zanahoria.

4) *Otras propiedades*: Su alto contenido en fósforo y potasio lo hacen un excelente diurético y depurador de los riñones. Regula la función intestinal, es tónico, mineraliza el organismo y es un sedante. Combate las intoxicaciones, el mal aliento, la úlcera y el estreñimiento. Se recomienda consumir manzanas todo el año, de ser posible una al día para conservarse sanos.

Las manzanas deben consumirse con cáscara, por lo que se aconseja buscar cultivos orgánicos.

Una manzana al día ayuda al trabajo intelectual y al sueño tranquilo.

MELÓN (fruto de la planta *cucumis melo*).

1) *Propiedades*: Vitaminas, minerales y agua. 100 gramos de melón aportan 25 calorías.

2) *Contiene*: Potasio, sodio, cloro, hierro y silicio. Vitaminas A y C.

3) *Método*: Se recomienda tomar su jugo con extracto de limón y agua. Nunca lo mezcle con sandía o leche. Se introduce un melón con cáscara, pulpa y semillas en la licuadora. Se puede combinar con pulpa de ciruelas pasa, chabacanos frescos, manzana o piña.

4) *Otras propiedades*: Tiene propiedades nutritivas y curativas. Es laxante, aperitivo y diurético. Y muy refrescante. Un jugo de melón a media mañana ayuda a la disolución de cálculos renales. Combinado con jugo de limón, ayuda a bajar la fiebre.

MEMBRILLO (fruto del arbusto *cydonia vulgaris*).

1) *Propiedades*: Minerales. 100 gramos de membrillos frescos y maduros aportan 85 calorías.

2) *Contiene*: Tanino y pectina.

3) *Método*: Se recomienda asar o cocer su pulpa previamente antes de licuarlo o hacerlo jugo.

4) *Otras propiedades*: Actúa como astringente y emoliente. Es un delicioso aperitivo, estimulante gástrico y hepático.

MORA (frutos de los arbolillos y arbustos *morus nigra*, *morus alba* y otros tipos de moras).

1) *Propiedades*: Minerales y vitaminas. 100 gramos de moras aportan 45 calorías.

2) *Contiene*: Hierro, calcio, potasio, magnesio, fósforo, cobre, pectina y tanino. Vitaminas A, B y C.

3) *Método*: Consúmalo solo o endulzado con miel.

4) *Otras propiedades*: El extracto de mora cura afecciones de intestinos y de la sangre. Mejora el asma y la diabetes. Es un excelente remedio para las afecciones respiratorias e inflamaciones de la garganta. Combate la astenia y depresión. Es astringente antes de madurar.

Existe una gran variedad de zarzamoras, moras y distintos tipos de cerezas que en inglés se conocen bajo el nombre de *berrys*. Combinar nuestros jugos con estas delicadas exquisiteces de la naturaleza es un placer de ambrosía o bocado de dioses, siempre y cuando estén completamente maduros, porque si están verdes son sumamente indigestas.

13. Manzana, mora y melón.

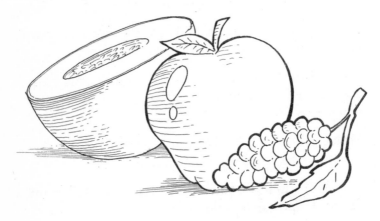

**NABO** (*brassica napus suculenta*).

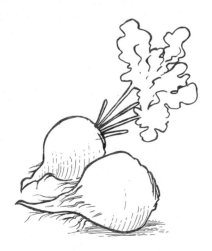

1) *Propiedades*: Minerales, clorofila y vitaminas. 100 gramos de nabos aportan 45 calorías.

2) *Contiene*: Calcio, potasio, hierro y sodio. Vitamina C.

3) *Método*: Debe consumirse su jugo de inmediato, ya que se descompone en quince minutos. Se recomienda agregarle algunas hojas (son ricas en hierro y cobre) y combinarlo con jugo de zanahoria.

4) *Otras propiedades*: Es un aperitivo que cura la inflamación del estómago y combate la fermentación intestinal. Su alto contenido en calcio lo hacen ideal para curar roturas de huesos, problemas de descalcificación, raquitismo, osteoporosis y problemas de columna vertebral. Es revitalizante y diurético.

Pertenece a la familia de las coles, coliflores y repollos. El nabo es una hortaliza que puede, y debe, consumirse con todo y hojas. Es una de las verduras más baratas y una forma de consumirlo es en jugo; puede capearse y servir de botana, o prepararse en forma de sopa. Este tipo de sopa es un seguro en contra de la tos y el asma.

Las hojas de nabo o nabiza son fortalecedoras del organismo en general. Pruébelas crudas, son riquísimas.

**NARANJA** (fruto del árbol *citrus aurantium*).

1) *Propiedades*: Minerales, fibra y vitaminas. 100 gramos de naranjas aportan 45 calorías.

2) *Contiene*: Fósforo, calcio, hierro, potasio, sodio, manganeso, magnesio, bromo, cobre y cinc. Es la fruta más rica en vitamina C. También posee B1, B2, B5 y P.

3) *Método*: Se puede tomar el jugo puro o combinado con otros jugos de frutas y verduras. Por ejemplo: con jugo de plátano y damascos; durazno y lima; jitomate, apio y pepino, y mandarina y lima. Puede ingerirse con un huevo crudo.

4) *Otras propiedades*: Es un poderoso microbicida y desinfectante: cura más de setenta enfermedades. Actúa eficazmente contra el reumatismo, gota, obesidad y diabetes. Elimina ácidos, catarros y mucosidades difíciles. Es recomendable para los enfermos de vías urinarias, en grandes cantidades, ya que estimula la producción de orina y disuelve cálculos y arenillas de los riñones. Por su acción mineralizante, ayuda a la flexibilización de cabello y piel. Es un excelente aperitivo y destruye la flora patógena, en forma más eficiente que el yogurt.

El efecto descalcificador de los ácidos cítricos deberá contrarrestarse combinando el jugo de los cítricos (naranjas, limones, limas, toronjas) con frutos ricos en calcio: mangos, nueces, avellanas, etcétera.

22. Naranja

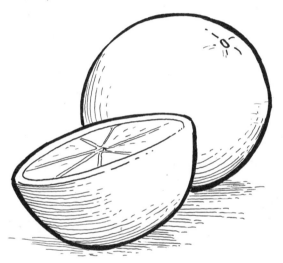

NÍSPERO (fruto del *mespilus germanica*).

1) *Propiedades*: Minerales y vitaminas. 100 gramos de nísperos maduros aportan 45 calorías.

2) *Contiene*: Hierro, fósforo, calcio y potasio. Vitaminas B y C.

3) *Método*: Por su abundancia de pectina este fruto permite preparar con sus jugos jaleas, mermeladas y gelatinas. Su sabor no es delicioso, aunque en esto pueden haber grandes diferencias de gusto.

4) *Otras propiedades*: Tiene efectos antidiarréicos y es regulador del intestino. Es diurético y tonifica la mucosa intestinal. Combate las inflamaciones bucales. Ayuda en el proceso digestivo, los gases y trastornos hepáticos. Actúa como relajante nervioso y fortalece y tonifica los músculos.

El níspero es un arbolillo de la familia de las rosáceas, cuyos frutos pueden desecarse para que formen pasas, las cuales son un sabroso complemento de cereales y granolas.

NOPALES, NOPALITOS, TUNAS Y BIZNAGAS (varias especies del género *opuntia*).

1) *Propiedades*: Fibra, vitaminas y minerales. 100 gramos de nopales aportan 35 calorías.

2) *Contiene*: El nopal contiene inulina, una sustancia que actúa igual que la insulina, regulando la producción de azúcar del organismo.

3) *Método*: Se recomienda licuar el nopal crudo y combinarlo con extracto de toronja, naranja o piña.

4) *Otras propiedades*: Controla la diabetes y favorece los procesos digestivos.

Nopal es el nombre que en México damos a un gran número de cactáceas agrupadas en los géneros *platyopuntia*, *opuntia* y *nopalea*. México es un jardín de cactus. Es, auténticamente, la tierra del nopal. Las cactáceas son plantas nativas de América, o sea, endémicas de nuestro continente —hasta que el hombre las exportó a África y Europa, donde varias especies se han adaptado—, y en su origen habitaron desde Canadá a la Argentina. Las cactáceas están conformadas por dos mil especies, mil de las cuales habitan el territorio nacional, con la curiosidad de que casi 70% de éstas viven sólo aquí, en exclusiva, es decir, son endémicas del suelo mexicano.

Por ello, las culturas prehispánicas dieron tal importancia a este vegetal. Todos los antropólogos concuerdan en que los aztecas consideraron el nopal como símbolo sagrado sobre el que se asentaba el cosmos. Y sólo más adelante, cuando la agricultura ya les fue hábito, apareció otra deidad, proveniente del sur, con la cabellera —o jilote— amarilla, llamada Kukulkán, Tláloc, Quetzal-cóatl (dios del maíz, del agua y la fertilidad). Denominaron las cactáceas con dos nombres genéricos: *i*) los *nochtli* o nopales, integrándose a este grupo todas las especies de tallos articulados, discoides y aplanados, que dan frutos carnosos como las tunas, y *ii*) los *comitl* u ollas, donde se encuentran los cactus de tallos esferoidales.

Los nochtli también fueron llamados *nopalli* y se determinaba la especie, añadiéndole un sufijo que denotaba alguna cualidad relevante: así, *nopalnocheztli* designaba a la sangre de tuna que servía de alimento a la cochinilla de la grana, empleada en tinturas; *tlalnopal* o nopal del tinte; *tlatocnochtli* o el de la tuna amarilla; *xochonochtli*, o el de las tunas amargas, etcétera.

En la actualidad se han catalogado 92 géneros de cactáceas que, como señalamos con anterioridad, comprenden alrededor de 2 mil especies, existiendo cerca de un centenar de éstas que se conocen con el nombre genérico de nopales. Sus usos y aplicaciones son muy diversos, desde la gastronomía hasta la industria, pasando, por supuesto, por aplicaciones médicas y farmacéuticas.

En el *Códice Florentino*, los informantes de Sahagún hacen mención de los nopales cuando se habla de la alimentación de los chichimecas. Es en el *Códice Mendocino* donde descubrimos la razón del asenta-miento definitivo de los aztecas: un tunal producido sobre piedra. Mientras que en el *Códice Cruz-Badiano*, vemos que la figura 49 ilustra un nopal, diciéndonos el texto, que aliñada la penca de nopal con otras sustancias ayuda al alivio y cura de las quemaduras.

Los antiguos mexicanos emplearon el agua de cocimiento de la tuna como laxante y vermífugo, contra la hinchazón o inflamación de la vejiga y uretra, es decir, como diurético. Para sanar las heridas, se aplicaban los tallos desprovistos de espinas y piel, asados, en forma de cataplasmas. En caso de diarrea, se usaba beber el cocimiento de la raíz del nopal. Y en la actualidad se le han encontrado propiedades expectorantes y antipiréticas, es decir, es bueno comer nopales cuando se tiene gripe, pues baja la fiebre y estimula la expiulsión de flemas.

Lo más sorprendente de los últimos descubrimientos en herbolaria mexicana es que el nopal contiene una sustancia llamada inulina que es útil para prevenir la diabetes. Sabemos, además, que el nopal contiene un alcaloide llamado cactina, que sin ser tóxico, aumenta la amplitud y fuerza de las contracciones cardiacas y puede ser usado como un tónico para el corazón sin mayores contraindicaciones. Contiene, además, calcio, potasio, fósforo, sodio, grandes dosis de vitamina C y de fibra vegetal. Es un alimento excelente.

El médico Alberto Frati Munari manifestó: "Hasta el momento se ha demostrado que la ingestión de nopal antes de cada alimento, por lo menos durante diez días, causa disminución del peso corporal, así como reducción del colesterol, glucosa e insulina. Lo que aún está por verse es si el nopal tiene sustancias 'antidiabéticas' o si se trata de un alimento rico en fibras, el cual reduce el hambre y elimina del cuerpo excedentes innecesarios".

Sea como fuera, si en vez de un café con leche, abundante azúcar blanca y dos panes, usted decide desayunar nopalitos, está haciéndose un bien, sea o no diabético. Tras las afirmaciones de que una dieta de cuatro meses a base de nopales hacía desaparecer los sín-

15. Nopal.

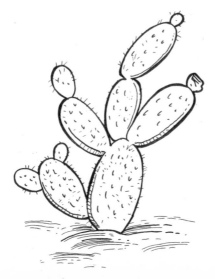

tomas de la diabetes melitus, el doctor Xavier Lozoya manifestó: "Hasta el momento no existen plantas medicinales que sustituyan a la insulina que algunos pacientes requieren para el control médico de su enfermedad". El jugo de tunas es francamente una delicia.

**Nuez** (semilla del *juglans regia*).

1) *Propiedades*: Proteínas, aceites vegetales y minerales. 100 gramos de nueces aportan 600 calorías.

2) *Contiene*: Fósforo, hierro, calcio, cinc, magnesio y cobre. Vitaminas A, B, E y P.

3) *Método*: Se recomienda dejar las nueces remojando la noche anterior y licuarlas con agua, jugos de fruta y miel, o con plátano, piña, pasas de uva y manzana.

4) *Otras propiedades*: Aporta manganeso al cerebro y favorecen su buen funcionamiento. Es laxante, antidiarreico y vermífugo. Su alto contenido en fósforo estimula las glándulas y la actividad sexual. Contiene en forma concentrada todos los nutrientes que necesita el cuerpo para funcionar correctamente; de allí que se recomienda no excederse en el consumo de nueces.

5) *Otro método*: Una bebida excelente puede prepararse con leche de nuez o leche de almendras, una cucharada de miel (puede ser de maple o de arce), un plátano maduro y una taza de leche descremada. Para preparar una combinación excitante, combine una taza de jugo de piña, 1/2 taza de jugo de cerezas, 2 cucharadas de leche de soya en polvo, un huevo, 6 dátiles sin semilla,

una cucharada de miel, 1/4 de taza de nueces, 1 cucharada de coco rallado y un plátano. Se licua y se bebe, ¡guáu!

Existen muchos tipos de nueces:

• *Las nueces de las Indias*, también llamadas de acayú, cayú, marañón, anacarado o nuez americana (*anacardium occidentale*), es una semilla de sabor muy agradable, con efecto tonificante y fortalecedor.

• *Las nueces de Brasil* (*bertholletia excelsa*) es rica en aceites, con propiedades similares a las de las almendras y avellanas.

• *La nuez de palma de areca* (*areca catechu*), se combina con hojas de betel (*piper belte*), cal, resina de areca, clavo y tamarindo para preparar una especie de pasta con efecto narcótico muy leve, eficaz contra el dolor de muelas.

• *La nuez moscada* (*myristica fragans*), aunque empleada como condimento y aromatizante, contiene alcaloides poderosos, por lo que no debe emplearse en exceso. En pequeña cantidad es un estimulante.

• *La nuez vómica* (*strychnos nux vomica*), contiene estricnina, un alcaloide que puede convertirse en un veneno poderoso, por lo que el manejo de esta nuez es muy delicado.

Si bien no se les considera "nueces", los estadunidenses llaman *nuts* a los pistaches, cacahuates, piñones, almendras, avellanas, bellotas, pepitas de calabaza y otros frutos similares.

Lo interesante es señalar que esta variedad de alimentos es rica en ácidos vegetales, fósforo y calcio.

ORQUÍDEAS

Rabindranath Tagore, el premio Nóbel de Literatura hindú, amante de la naturaleza, escribió: "No porque arranques sus pétalos a la flor, cogerás su belleza".

La hermosura de algunas orquídeas de la América tropical las llevó a su extinción en los lugares de origen, el aura de misterio de las orquídeas y sus flores persiste

*16. Orquídea*

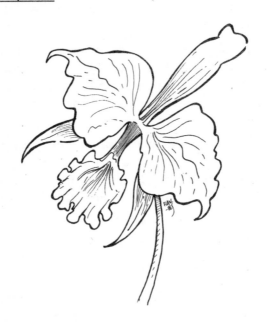

desde hace siglos. Y esto ha sido tanto un beneficio como una tortura para esta familia de plantas.

Se trata del grupo más grande del mundo vegetal. Pues con sus 35 mil especies naturales son algo más del 10%

de las aproximadamente 270 mil especies vegetales que existen en la Tierra. A lo que debe sumarse cerca de 100 mil —o más— nuevas especies, producto de la hibridación artificial, con hijos reproductivos. México cuenta con más o menos 10 mil especies, siendo endémicas hasta un 30%. Y a pesar de que las orquídeas son la flor del símbolo nacional de naciones centroamericanas como Guatemala, Costa Rica y Belice, no obstante que los gobiernos locales las protegen, lo cierto es que existen variedades que se encuentran muy amenazadas por la obra depredadora de colectores clandestinos.

La producción rústica y artesanal de orquídeas es un recurso completamente desaprovechado en México; en cambio, la gente de Tailandia ha encontrado cómo hacerse de divisas exportando flores y plantas de esta familia vegetal. Incluso la vainilla, la más famosa orquídea mexicana, encuentra ahora competencia internacional porque hubo gente que robó sus bulbos para plantarlos en tierras africanas donde crecen sin problemas en la actualidad.

La vainilla (*vanilia planiflora*) es la única orquídea que se explota comercialmente. Los totonacos la llamaron *xanath*, que significa la flor más bella, estableciendo rituales de cultivo, polinización artificial, cosecha, secado y preparación del extracto, que aún se conservan en la estructura social del norte de Veracruz.

El extracto es imprescindible elemento para la fabricación de los refrescos de cola. Y un producto sumamente necesario en repostería, cosmética y perfumería.

Los americanos antiguos, principalmente los náhuas y aztecas, habían descubierto en la vainilla un producto ideal para producir lociones estimulantes y medicamentos. La llamaron *coatzontecoxóchitl*, flor sagrada con cabeza de serpiente, aunque también se la llamó *tlilxóchitl* o flor negra, sin que se sepa a ciencia cierta la razón, produciéndose una serie de leyendas por demás interesantes al respecto. Nos sorprende saber que el penacho de Moctezuma, empleó la savia de orquídeas para fijar fuertemente las plumas.

Los tarascos y purépechas, también conocedores del pegamento a base de orquídeas, conformaron calaveras de amaranto, uniéndolas con dicha savia, que luego sería sustituida por el azúcar, cuando en el México mestizo ya se había introducido la caña para la elaboración de las típicas calaveras de dulce del día de muertos, con base en *fondant*.

Los conocimientos de la herbolaria y la medicina tradicional están siendo revalorados y capitalizados. Un punto interesante es la coincidencia intercultural en la que, curiosamente, son muchas las leyendas que afirman el poder erótico, afrodisiaco y estimulante de las orquídeas. Pero es aún muy poco lo que el hombre contemporáneo conoce acerca de las posibles aplicaciones cosméticas, terapéuticas, alimenticias o industriales de estas plantas.

A medida que se investiguen los principios activos que contienen estas 100 mil nuevas especies creadas por el hombre en un proceso de hibridación fascinante, iremos descubriendo productos químicos inesperados, novedosos, y que, quizá, vengan a sustituir algunos farmacoquímicos hoy presentes de modo artificial en nuestra farmacopea.

Unas gotitas de extracto de vainilla modificarán el sabor de cualquier jugo o licuado. Cuando lo agregamos a un batido de leche de nuez o de almendras, plátano o mamey, endulzado con miel de abejas, obtenemos una bebida estimulante y deliciosa.

Papa (tubérculo del *solanum tuberosum*).

1) *Propiedades*: Proteínas, carbohidratos y minerales. 100 gramos de papas cocidas al vapor con cáscara nos aportan 85 calorías.

2) *Contiene*: Cloro, fósforo, azufre, potasio, magnesio y silicio. Vitaminas A, B y C.

3) *Método*: Haga el jugo de papa incluyendo la cáscara. También se recomienda tomar el agua de su cocción. Como su sabor no es agradable, tómelo endulzado con miel o combinado con extracto de zanahoria y apio; o con jugo de limón.

4) *Otras propiedades*: Devuelve el equilibrio al aparato digestivo que padece dolores, acidez y falta de apetito. Cura las úlceras y es mineralizante. Se emplea como medida preventiva contra la diabetes y es una excelente fuente de almidón.

*Advertencia*: Las hojas de la planta de papa y las papas verdes pueden contener venenos vegetales. No las consuma.

**PAPAYA** (fruto del árbolito *carica papaya*).

1) *Propiedades*: Fibra, minerales y vitaminas. 100 gramos de papaya aportan 25 calorías.

2) *Contiene*: Azufre, cloro, fósforo, sodio, calcio, papaína y magnesio. Vitaminas A, B, C y D.

3) *Método*: Se puede tomar el jugo puro o combinado con agua y endulzado con miel. Se puede licuar conjuntamente con algunas semillas.

4) *Otras propiedades*: Ayuda en los procesos digestivos y es un excelente vermífugo. Cura las afecciones estomacales y acaba con la acidez.

Se ha dicho que la papaya es un fruto milagroso, pero todavía no se han terminado de descubrir sus potencialidades. El jugo de la papaya entera, con cáscara y

*17. Papa y papaya*

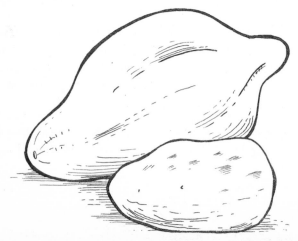

semillas, cura afecciones cutáneas. La papaya tiene poderes vermífugos. Y el cocimiento de sus hojas reduce la fiebre, cura afecciones bronquiales y es muy eficaz en el tratamiento del asma. Sus dos enzimas, la papaína y la quimiopapaína, son proteolíticas, esto quiere decir que ambos catalizadores biológicos digieren las proteínas. Lo que significa que además de ser el primer ablandador de carnes natural que existe, presentan la singularidad de actuar indistintamente sobre grasa, proteínas o almidones, sin importar si el medio es ácido o alcalino, actuando sólo en el tejido muerto.

Investigaciones realizadas en Francia, en la Escuela de Medicina de la Universidad de Burdeos, permitieron descubrir que estas enzimas de la papaya, destiladas y purificadas, son un tratamiento adecuado para evitar la osteomielitis, limpiar fístulas y heridas infectadas, aliviar fracturas expuestas y, lo más sorprendente (aunque esto ya lo conocían los médicos aztecas), si se unta una cataplasma de semillas de papaya en la herida reciente, la papaína neutralizará las toxinas del tétanos y la difteria.

Las proteínas de la papaya son como "bisturíes" biológicos: atacan a las proteínas de los tejidos muertos. Esto nos permite presuponer aplicaciones futuras en tumores y tejidos necrosados, que hasta hoy no se han descubierto.

El jugo de semillas de papaya es un preparado ideal para aliviar resacas alcohólicas o crudas, dispepsias y constipados gástricos. La crema de papaya, el jugo lechoso en su estado natural, es empleado por los nativos de los trópicos en el tratamiento del eczema, las verrugas, para combatir las lombrices intestinales, las úlceras e incluso las pecas, manchas y lunares.

La papaya tiene más usos de los que nos imaginamos; con las hojas del papayo se fabrican jabones de calidad, los cuales limpian el cutis, ayudan a la cicatrización y desinfección de las heridas. Es un alimento rico en vitaminas y de bajo contenido calórico, lo que la hacen ideal para cualquier dieta.

PEPINO (fruto y semillas de la planta *cucumis sativus*).

1) *Propiedades*: Agua, fibra, vitaminas y minerales. 100 gramos de pepino aportan 13 calorías.

2) *Contiene*: Potasio, calcio, fósforo, silicio y hierro. Vitaminas A, B1, B2, B6. C y E.

3) *Método*: Por el sabor insípido del jugo de los pepinos es mejor mezclarlo con otros jugos: zanahoria, apio,

18. Pera y pepino

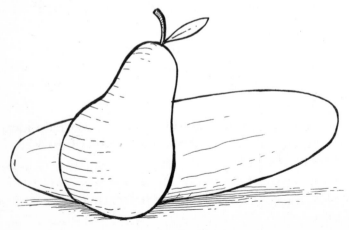

uva, betabel, jitomate, pera o manzana. Si bien se recomienda comer el pepino con todo y cáscara, cuando ésta está blanda, ocurre lo mismo que con pimientos, guayabas y otros vegetales que podemos "repetirlos", es decir, tener una lenta digestión. Por lo que, de ser así, es mejor reducir la cantidad de estos vegetales a un nivel tolerable.

4) *Otras propiedades*: Regula las funciones hepáticas, renales y vesiculares. Disuelve el ácido úrico y tiene efectos diuréticos. Refresca la sangre y la piel. Ayuda a bajar de peso.

PERA (fruto del *pirus comunis*).

1) *Propiedades*: Fibra, vitaminas y minerales. 100 gramos de pera aportan 60 calorías.

2) *Contiene*: Potasio, azufre, sodio, fósforo y hierro. Vitaminas B1, B2, B3 y C.

3) *Método*: Combina muy bien con otros extractos de fruta: manzana; zanahoria y lechuga; pepino, apio y betabel o toronja con jitomate.

4) *Otras propiedades*: Es un buen mineralizador del cuerpo que regula las funciones intestinales. Apaga la sed, es diurético y ayuda a eliminar el ácido úrico. Es un excelente antidiarreico, además de eliminar las grasas. Las curas de extracto de peras son mas completas si se acompañan de yogurt y pan integral.

En la llamada "cura de peras" se consume un kilo de peras en lugar de cada comida, con cáscara y semillas. Se aconseja hacer esta cura de abstinencia una vez a la semana, cuando se presenta reumatismo, artritis, gota o inicios de diabetes.

PEREJIL (*apium petroselinum*).

1) *Propiedades*: Minerales y vitaminas. 100 gramos de perejil aportan 43 calorías.

2) *Contiene*: Cinc, cobre, iodo, azufre, calcio, sodio, potasio, hierro, magnesio. Vitaminas A y C.

3) *Método*: Se recomienda tomar el jugo recién extraído y mezclado con extracto de zanahoria, apio y limón o con jugo de durazno y apio.

4) *Otras propiedades*: Es un antiséptico de la sangre, del aparato digestivo y de las vías urinarias. Estimula el apetito y mineraliza el sistema óseo. Combate la fermentación y putrefacción y, por lo tanto, el mal aliento.

Previene la caída del cabello, es anticelulítico y antialérgico. Si se le consume en forma regular, tiene propiedades anticancerígenas. Es importante desinfectarlo muy bien antes de consumirlo.

PIMIENTO MORRÓN (fruto y semillas del *capsicum spp*.).

1) *Propiedades*: Vitaminas. 100 gramos de pimientos aportan 30 calorías.

2) *Contiene*: Vitaminas A, B1, B2 y C.

3) *Método*: Es recomendable agregar el extracto de pimiento en pequeñas cantidades a otros de verduras: apio, jitomate, zanahoria o lechuga. Y un toque de orégano. Con ello prevenimos "repetir" a esta verdura.

4) *Otras propiedades*: Indicado en casos de avita-minosis. Es desintoxicante del organismo, estimula el apetito y disuelve los tóxicos que se acumulan en el aparato digestivo. Combate todas las enfermedades de la vejez: arterioesclerosis, infartos, reumatismo, malas digestiones, anorexia.

Piña (fruto de la planta *bromelia ananas*).

1) *Propiedades*: Agua, fibra, vitaminas y minerales. 100 gramos de piña aportan 50 calorías.

2) *Contiene*: Calcio, hierro y fósforo. Vitaminas B1, B2, B5 y C.

3) *Método*: Puede tomársele solo o mezclado con el zumo de un apio. Forme una rica combinación con extracto de uva y espinaca. O una delicia con toronja y mandarina.

4) *Otras propiedades*: Es excelente para la garganta irritada y el catarro. Fortalece la sangre y ayuda a la digestión. Limpia y desinfecta estómago e intestinos. Combate la anemia y desnutrición.

Combate la uremia, colaborando en la eliminación del ácido úrico, por lo que suele hacerse una cura de piña, el cual incluye infusiones con la cáscara, agua de piña y jugo de pulpa de piña fresca.

Este jugo es, al mismo tiempo, antiséptico y minera-lizador. Y ayuda a la conservación del esmalte dental. Se recomienda tomarlo al natural, ya que al calentarlo se pierden sus propiedades. Contiene una enzima deno-minada bromelina, que tiene similitudes con la papaína.

Los nativos del Perú la llamaban nanas, por lo que en América del Sur se la conoce como ananá o ananás; aunque una variedad más pequeña y dulce recibe en Brasil el nombre de *abacaxi* o *abacachi*. El México los aztecas la llamaron *maztli*, pero a causa del parecido con el fruto del pino, los españoles la llamaron piña de las Indias, aunque hoy todos la llaman sencillamente piña.

Piñon (semilla contenida en el fruto del *pinus pinea*).

1) *Propiedades*: Minerales y vitaminas. 100 gramos de piñones aportan 560 calorías.

2) *Contiene*: Fósforo.

3) *Método*: Debe consumirse con moderación, licuado y agregándolo a jugos de fruta.

4) *Otras propiedades*: Aporta gran cantidad de calorías y es muy nutritivo. Es aconsejable en casos de tuberculosis, anemia, impotencia o parálisis.

Por su contenido en fósforo, se recomienda incluirlo en la dieta de personas que realizan arduos trabajos intelectuales.

Plátano, banana o banano (pulpa y semillas del *ficus indica*).

1) *Propiedades*: Minerales y vitaminas. 100 gramos de plátano aportan 96 calorías. El plátano macho o guineo aporta 130 calorías por cada 100 gramos.

2) *Contiene*: Potasio, calcio, fósforo, cloro y hierro. Vitaminas A, B1, B2 y C.

3) *Método*: Consúmalo licuado y combinado con frutas no ácidas.

4) *Otras propiedades*: Auxilia a subir de peso porque tiene un gran valor energético. Revitaliza los tejidos musculares y actúa como sedante nervioso. Es laxante.

Ideal para el tratamiento de úlceras y gastritis. Está indicado para los diabéticos, anémicos y mujeres embarazadas o que amamantan. Está contraindicado en obesidad.

*19. Plátano.*

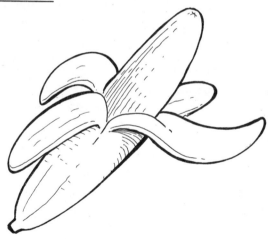

PORO O PUERRO (*allium porrum*).

1) *Propiedades*: Minerales, fibra y vitaminas. 100 gramos de poro aportan 50 calorías.

2) *Contiene*: Hierro, potasio, magnesio, arsénico, azufre y clorofila. Vitaminas A y C.

3) *Método*: Por su sabor no muy agradable, se recomienda ingerir el jugo de puerros combinado con el jugo de otras verduras, como lechuga, zanahoria, apio, tomates verdes o jitomates.

4) *Otras propiedades*: Es un excelente limpiador del organismo. Es efectivo para las enfermedades respiratorias y mineraliza el cuerpo. Elimina parásitos y abre el apetito, además de curar enfermedades del intestino, eliminando putrefacción y parásitos. Es diurético y combate la anemia y todas las enfermedades derivadas de la carencia de vitamina C: mala digestión, sangrado de encías, cardenales, poca resistencia a las infecciones, etcétera.

Como se trata de una planta con características similares a las de la cebolla y el ajo, aunque no tiene el sabor fuerte de sus parientes, se recomienda comerlo crudo, en ensaladas. Es delicioso en sopa.

QUELITES, QUINTONILES Y HIERBAS DEL HUERTO.

Si bien no existe una documentación científica acerca de los beneficios que el campesino mexicano obtiene de la recolección de plantas que crecen en forma espontánea en las milpas, suele decirse que el valor nutricional de algunas de estas hierbas es similar al de las espinacas. Vale la pena combinar las verduras para obtener jugos suculentos, refrescantes y nutritivos. La experimentación en este sentido es absolutamente válida.

RÁBANO (*raphanus sativus*).

1) *Propiedades*: Minerales y vitaminas. 100 gramos de rábanos aportan 20 calorías.

2) *Contiene*: Iodo, clorofila, hierro, arsénico, fósforo, potasio y hierro. Vitaminas A, B y C.

3) *Método*: Al hacer extracto, es recomendable agregar algunas hojas, por su alto contenido de hierro, y endulzarlo con miel.

4) *Otras propiedades*: Excelente aperitivo, reduce las inflamaciones del aparato digestivo. Su jarabe se emplea contra la bronquitis y el asma.

Es diurético y depurador del organismo. También combate la arterioscleroesis, el raquitismo y el escorbuto. Un modo de conseguir estar en forma es consumir verduras lo más frescas posibles, por lo que un cajón de verduras nos será útil para obtener una cosecha casera de vitaminas. Mezclaremos semillas de nabo, rábano, trigo, mijo y alfalfa. Las colocamos en la caja de madera en la que habremos puesto una cama de tierra negra de primera calidad. La tierra no debe contener insecticidas ni fertilizantes químicos, pero sí abonos naturales ya descompuestos e incorporados. Suele llamársele tierra de macetas. Una vez regadas las semillas sobre la tierra, las cubrimos con una capa delgada de tierra (menos de 5 milímetros) y regamos a las semillas ya sembradas. La cosecha la realizaremos cuando los vegetales alcanzan 15 centímetros de altura. Lavamos e introducimos en el extractor de jugos. ¡Viva la salud!

Las hojas de rábano han demostrado su eficacia contra de la artritis.

Sandía (fruto de la planta *ucurbita citrullus*).

1) *Propiedades*: Agua, vitaminas y minerales. 100 gramos de sandía aportan 20 calorías.

2) *Contiene*: Silicio, calcio, iodo, hierro, fósforo y calcio. Vitaminas A, B1, B2 y C.

3) *Método*: Es incompatible con el melón y con la leche y sus derivados.

4) *Otras propiedades*: Es excelente para los riñones y refresca la sangre, porque posee una sustancia llamada cucurbositrina que mantiene la dilatación adecuada de los capilares sanguíneos. Además, aumenta el número de glóbulos rojos.

20. Sandía.

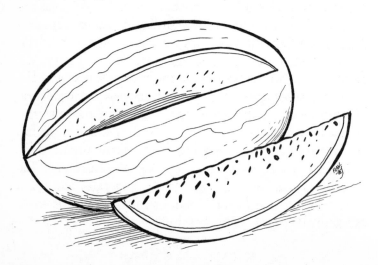

Este es un jugo aperitivo, laxante, diurético y rejuvenecedor de los tejidos. Muy recomendado en casos de inflamación de la próstata. Ideal para regímenes de adelgazamiento, por su baja cantidad de azúcares y alto contenido de agua (posee un 95%).

Se corta una sandía en trozos, se introduce en la licuadora una porción con cáscara y semillas, se pasa por el colador y se sirve con hielos.

TAMARINDO (fruto del *tamarindus indica*).

1) *Propiedades*: Minerales. 100 gramos de tamarindo aportan 60 calorías.

2) *Contiene*: Ácido tartárico y ácido cítrico.

3) *Método*: Se hierven sus vainas, luego se licuan y cuelan. Recomendamos endulzar este jugo con miel o azúcar.

4) *Otras propiedades*: El jugo de tamarindo tiene efectos laxantes moderados. Combate las inflamaciones y ayuda a la digestión.

TOMATE (fruto de la planta *lycopersicum esculentum*).

1) *Propiedades*: Sales naturales. 100 gramos de tomates verdes aportan 20 calorías.

2) *Contiene*: Consúmalo crudo para que no pierda sus valores nutritivos, es un fruto rico en vitaminas A, B y C.

3) *Método*: El jugo de tomates verdes es muy agradable.

4) *Otra propiedad*: Digestivo.

Toronja o pomelo (fruto del *citrus decumana*).

1) *Propiedades*: Vitaminas, minerales y fibra. 100 gramos de toronjas aportan 30 calorías.

2) *Contiene*: Potasio, fósforo, calcio y hierro. Vitaminas B1, B2, B5 y C.

3) *Método*: Tome medio vaso antes de las comidas, se puede combinar con otros extractos de cítricos o con jugo de piña, y olvídese de catarros.

4) *Otras propiedades*: Es refrescante, aperitivo, digestivo, antihemorrágico, depurativo y diurético. Protege los vasos sanguíneos y neutraliza el ácido úrico. Es un gran activador hepático y tiene efectos curativos sobre las glándulas suparrenales y los riñones. Es ideal para bajar la fiebre y para adelgazar. Refresca la sangre y elimina el catarro.

La mejor medicina naturista para la inflamación de próstata se prepara con jugo de sandía y de toronja.

Trigo (*triticum dicoccum* o *sativum*).

Los germinados de trigo, así como la planta entera cuando ha alcanzado 15 centímetros de altura, nos dan un alimento regio, rico en proteínas y en minerales, con abundancia en clorofila.

Tuna (fruto del nopal, por lo general *opuntia vulgaris*).

1) *Propiedades*: Agua, fibra y minerales. 100 gramos de jugo de tuna aportan 40 calorías.

2) *Contiene*: Calcio y magnesio.

3) *Método*: Se recomienda licuarla y tomar su jugo, desechando las semillas. Con él puede preparar una deliciosa agua de tuna, agregándole extracto de limón y miel.

4) *Otras propiedades*: Energético; combate las enfermedades de las vías respiratorias. Es refrescante.

Verdolagas (*portulaca oleracea*).

1) *Propiedades*: Vitaminas y minerales. 100 gramos de verdolagas aportan 20 calorías.

2) *Contiene*: Hierro.

3) *Método*: Hay que lavarla muy bien y desinfectarla con unas gotas de jugo de limón. Saque su jugo y agréguelo al de otras verduras.

Cuando las verdolagas han floreado, se tornan amargas, pero es una buena idea prepararlas en jugo.

4) *Otras propiedades*: Este jugo es sedante, antifebrífugo y desaloja arenillas y cálculos renales.

Lávelas y desinféctelas cuidadosamente.

Zanahoria (*daucus carota*, por lo general sólo el tallo, pero también se consumen las hojas).

1) *Propiedades*: Vitaminas, minerales y fibra. 100 gramos de zanahorias aportan 40 calorías.

2) *Contiene*: Potasio, fósforo, calcio, azufre y silicio. Vitaminas A, B, C, D, E y K.

3) *Método*: De fácil digestión. Se recomienda combinarlo con extractos de otras verduras (col, apio, perejil, lechuga, papa, espinaca, betabel, col de Bruselas, camote, pepino, apio o ajo) o de frutas (naranja, durazno, mango, lima o pera).

4) *Otras propiedades*: Es magnífico para la vista, el cabello y las uñas. Facilita la digestión y disuelve los cálculos. Elimina los gases y la diarrea. Combate la avitaminosis y anemia; facilita la producción de glóbulos rojos. Aumenta las defensas, es expectorante y mucolítico. Combate las enfermedades del sistema respiratorio. Indicado para las enfermedades del corazón, es depurativo de la sangre y tonifica todo el organismo.

Al menos dos veces al año se recomienda hacer una cura de jugo de zanahorias de larga duración. Esto significa consumir jugo de zanahorias durante 60 días. Para lo que pueden prepararse, entre otras que se encontrarán en este libro o que usted puede inventar, alguna de estas combinaciones: *i*) Un vaso de jugo de zanahorias, al que agregamos el jugo de medio apio y un par de ramas de perejil. *ii*) Un vaso de jugo de zanahorias con pepino y limón. *iii*) La mitad de un vaso de jugo de zanahorias con la otra mitad de jugo de betabel. *iv*) La mitad de un vaso de jugo de zanahorias con la otra mitad de jugo de naranja. *v*) Un vaso de jugo de zanahorias con una papa, endulzado con miel.

Es importante elegir zanahorias tiernas, frescas y dulces; de preferencia, con todo y el tallo. La tierra de cultivo es importante, por lo que debemos buscar productos cultivados en forma orgánica, sin colorantes artificiales. El lavado debe hacerse en forma natural y mecánica, no con productos químicos ni jabón.

Las hojas de zanahoria refuerzan los riñones y la vejiga.

21. Zanahoria.

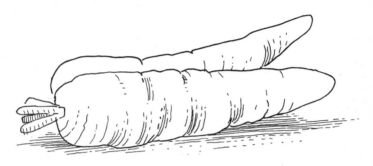

**ZAPOTE BLANCO, ZAPOTE NEGRO Y CHICOZAPOTES** (*achras sapota*).

1) *Propiedades*: Azúcares. 100 gramos de zapotes aportan 56 calorías.

2) *Método*: Al zapote blanco hay que licuarlo cuando está perfectamente maduro. Se puede combinar el zapote negro con jugo de mandarina y miel. Los chicozapote, de carne blanda y sabor agradable, se utilizan para hacer dulces y agua fresca.

3) *Otras propiedades*: Es sedante. Indicado para personas de estómago delicado y con problemas de úlceras y gastritis. Sus semillas tienen propiedades somníferas.

ZARZAMORA (*rubus vulgaris*).

1) *Propiedades*: Fibra y minerales. 100 gramos de zanahorias aportan 40 calorías.

2) *Contiene*: Hierro, calcio, potasio, magnesio, fósforo, cobre, pectina y tanino. Vitaminas A, B y C.

3) *Método*: Para obtener mejores resultados, se recomienda beber su jugo en ayunas.

4) *Otras propiedades*: Tiene propiedades antidiarreicas, combate la artritis y elimina los cálculos. Desinflama la vejiga y combate el estreñimiento. Es refrescante y mineraliza el organismo.

Cuando se busca un preparado que ayude a subir de peso, pruebe esta combinación, a la que llamo del Buda Sonriente:

- 1 taza de jugo de zarzamora.
- 2 tazas de jugo de piña.
- 2 cucharadas de soya en polvo.
- 1 plátano maduro.
- 2 cucharadas de miel de abeja.
- 1 yema de huevo.
- 1 cucharadita de salvado de arroz o de avena.

Sírvalo con coco desmenuzado.

# 3. COMBINACIONES DE JUGOS Y SUS APLICACIONES

Antes de pasar a hablar de algunas combinaciones de jugos que nos permitirán vivir más y mejor, es necesario detenernos a comentar brevemente los cambios que tenemos que realizar en nuestros hábitos alimenticios, en el ejercicio diario, en la eliminación de sustancias nocivas para la salud que son bebidas, inhaladas, fumadas o comidas, y en un programa de vida que nos lleve a gozar de cada minuto de existencia.

Insisto, los jugos son grandes auxiliares de nuestra alimentación, por sí solos podrán mejorar una dolencia o un padecimiento, pero no harán milagros. Estos ocurrirán cuando se produzca un cambio radical en nuestros hábitos sedentarios y autodestructivos, cuando habite el amor y no el odio en nuestros corazones.

Veamos qué podemos hacer al respecto:

## LA DIETA

Quizá sea adecuado, antes de comenzar un plan de acción, leer algunos libros sobre ayurveda, por ejemplo, los del doctor Deepak Chopra, donde podremos descubrir cuáles son nuestras características fisiológicas y los alimentos adecuados conforme a nuestra condición física. Dejemos a un lado las tonterías occidentales de que sólo las mujeres anoréxicas y los hombres-músculo son seres sanos. Cada organismo tiene requerimientos especiales. Y encontraremos personas que están por debajo de la media de peso o por arriba de la media, y no por ello son "anormales".

En este sentido creo que valdrá también el esfuerzo, realizar la lectura de libros que nos hablen de autoestima y alimentos, para lo cual Kati Szamos es una experta. Y otros sobre alimentación humana, como los estudios emprendidos por el doctor Roy Walford. Títulos que se encuentran disponibles dentro de nuestro sello editorial: SELECTOR.

De todos modos, con el fin de orientar al lector, veamos aquí un ejemplo de dieta frugívora y dieta vegetariana, ambos no son más que una idea, de la que el lector partirá para la elaboración de sus propios menús, y con base en la documentación mencionada:

### Menú frugívoro

DESAYUNO: Antes de desayunar consumiremos tres dientes de ajo crudos, 250 mililitros de jugo de naranja y 100 de jugo de toronja, 50 gm de coco fresco mezclado con 300 gm de higos frescos.

A MEDIA MAÑANA: Un jugo elaborado con una mandarina mediana, 200 gm de frambuesas y tres naranjas grandes. Se guarda la papilla restante.

COMIDA: 250 mililitros de jugo de naranja y 100 de jugo de limón, dos plátanos maduros, 300 gm de ciruelas y dos manzanas medianas.

MERIENDA: Dos plátanos maduros y 300 gm de higos frescos. Las papillas obtenidas de los jugos pueden mezclarse con los plátanos en puré.

Cena: Un durazno de aproximadamente 200 gm, dos aguacates maduros y grandes, 200 gm de dátiles.

### *Menú vegetariano*
(primer ejemplo)

Desayuno: Antes de desayunar consuma tres dientes de ajo crudos, 200 mililitros de jugo de naranja y 50 de jugo de limón, 150 gm de manzanas y 20 gm de pasas.

A media mañana: Elaboramos una leche de frutos secos con base en 50 gm de almendras, 20 gm de avellanas y 10 gm de piñones.

Comida: Un aguacate mediano, maduro; 100 gm de jitomate, 20 gm de ajonjolí, 200 gm de calabacitas y 100 gm de higos frescos.

Merienda: El jugo de una toronja pequeña y dos mandarinas. 100 gm de higos frescos, 100 gm de dátiles y 20 gm de pepitas de calabaza.

Cena: 50 gm de almendras, 20 gm de nueces, 30 gm de pistaches, 30 gm de pasas, 70 gm de higos secos y un jugo elaborado con base en una manzana pequeña y una rodaja de piña.

### *Menú vegetariano veganista*
(segundo ejemplo)

Desayuno: Antes de desayunar consumiremos tres dientes de ajo crudos, 200 mililitros de jugo de naranja, 100 gm de manzanas, 100 de piña y 10 gm de piñones.

A media mañana: 200 gm de jugo de manzana acabado de hacer, 20 gm de pistaches, 150 gm de higos secos.

Comida: 50 gm de arroz integral (cocinado), 20 gm de cebolla, 20 gm de puerro, 40 gm de champiñones, 50 gm de pasta de jitomate fresco, 20 gm de zanahoria, 5 gm de algas marinas, 20 gm de germen de trigo, un par de ramitas de perejil, 5 gm de aceite de maíz o de girasol, 10 gm de levadura seca y un aguacate.

MERIENDA: 20 gm de almendras trituradas, té con una cucharadita de miel, una rebanada de pan integral untado con 10 gm de mantequilla de cacahuate y espolvoreado con las almendras.

CENA: Sopa a base de 30 gm de acelga, 30 gm de alcachofa (se cocina al vapor), 30 gm de col china, 20 gm de coliflor, 5 gm de algas marinas, 50 gm de rábano y una ramita de perejil. Se acompaña con una papa (se cocina al vapor) de 200 gm, 20 gm de garbanzos y 20 de germen de trigo. Y una ensalada con 30 gm de lechuga, 10 gm de col china, 100 gm de jitomate, 30 gm de calabacín, 20 gm de endivia, 10 gm de cebolla cruda, 40 gm de zanahoria rallada y 5 gm de aceite de oliva.

Como hice notar en su oportunidad, no todos los organismos pueden (o quieren) acostumbrarse a una dieta tan estricta. Habrá quienes adopten medidas mucho más opíparas y no tan frugales. Otros que, en cambio, logren adaptarse a un consumo calórico muy bajo, pero rico en nutrientes.

Lo importante es que tomemos conciencia de la importancia de nuestra alimentación y que, en la medida de lo posible, con base en un programa de vida, con esfuerzo diario pero sin exigencias irracionales, vayamos alcanzando un estado de salud ideal.

## El deporte

El ejercicio tiene como objetivo lograr un equilibrio entre los aspectos positivos del acondicionamiento físico, que combate la tendencia a enfermar, y los negativos, principalmente el aumento de energía corporal, que impulsa la generación de radicales libres, mismos que son causa de los diversos tipos de cáncer. Una actividad adecuada será aproximadamente la siguiente:

*Para personas jóvenes*: De 25 a 35 kilómetros de trote a la semana o su equivalente. Lo que deberá incluir una sesión de natación de aproximadamente 45 minutos y una de pesas de la misma duración.

*Para personas mayores de 65 años*: Secuencias de ejercicios por periodos de 30 a 45 minutos, del tipo trote o ciclismo, tres veces a la semana. Más una sesión de 30 minutos con pesas.

### Compatibilidades e incompatibilidades

Antes de pasar a hacer combinaciones, tengamos en cuenta que algunas de ellas pueden resultar explosivas si no se conocen reglas básicas.

Existen compatibilidades e incompatibilidades entre distintos tipos de alimentos. Por dar una serie de ejemplos, las frutas oleaginosas no son compatibles en una misma comida con las dulces, menos aún en un jugo o licuado. Las frutas ácidas no tienen que combinarse con féculas, aunque sí son compatibles las ácidas con las oleaginosas. Las dulces sí combinan con las féculas. Las dulces y las ácidas no deben mezclarse. Las frutas ácidas presentarán fermentaciones y gases si se las combina con almidones, tipo panes, galletas, arroz, cereales, legumbres, etcétera. Las frutas dulces son incompatibles con casi todas las verduras.

El yogurt, así como el jugo de manzanas, no presentan incompatibilidades.

## COMBINACIONES DE FRUTAS

FRUTAS ÁCIDAS: Limones, naranjas ácidas, toronjas, membrillos, piñas.

Combinan con las oleaginosas, jugos de frutas dulces y semiácidas. Con yema de huevo y con nata o yogurt.

Combinan mal con cereales, féculas, legumbres y castañas.

Son tolerables con miel, frutos secos, almendras, manzanas y quesos frescos.

FRUTAS DULCES: Peras, ciruelas, chabacanos, mandarinas, duraznos, higos frescos, uvas, papayas.

Son dulces también los jugos de granada, melón, sandía, uva, fresa, frambuesa, moras, los cuales son incompatibles entre sí.

Combinan bien con cereales, féculas, lácteos, miel y castañas.

Combinan mal con frutas oleaginosas, hortalizas, mantequillas y aceites y legumbres.

Son tolerables con frutos ácidos.

FRUTAS OLEAGINOSAS: Todas las nueces, avellanas, almendras, piñones, cocos, aguacates, cacahuates.

Combinan bien con cereales, féculas, hortalizas, lácteos y castañas.

Mal con jugos de frutas dulces y con la miel.

Son tolerables con peras y manzanas.

La leche de frutos secos tiende a combinar mal con frutas dulces, frutas desecadas y con la miel.

FRUTAS DESECADAS: Higos, pasas, dátiles, orejones, tamarindos.

Combinan bien con cereales, féculas, frutas dulces, nata, castañas y yemas de huevo.

Mal con hortalizas, frutas oleaginosas, aceites y legumbres.

Son tolerables con frutas ácidas.

Los plátanos tienden a combinar muy mal con los cereales, las féculas, las frutas oleaginosas, las legumbres verdes y las castañas. Bien, en cambio, con la leche, las frutas dulces y las frutas desecadas.

Las castañas son de empleo delicado, pues combinan mal con hortalizas, cereales, frutas ácidas, plátanos y legumbres verdes. Pero se acompañan bien con leche y jugos de frutas dulces.

Visto lo anterior, pasemos ahora a hablar de las combinaciones. Téngase en cuenta que las recetas que doy a continuación han sido probadas, pero que pudieran resultar, algunas de ellas, algo fuertes para estómagos delicados. Lo mejor es probar en pequeñas cantidades y si es de nuestro agrado y no presenta efectos secundarios, ¡adelante!

En ocasiones un jugo de frutas o verduras que no ha resultado de mi entero gusto al tomarlo en crudo, mejora al añadir condimentos o al usarlo como base de una sopa, aderezo de ensalada o postre. No puedo garantizar que todos los jugos aquí expuestos sean de su total agrado, pero le aseguro que muchos de ellos sí lo serán.

## Jugos digestivos

En las ciudades es frecuente que la gente se queje de acidez estomacal y malas digestiones debido al abuso de carnes, grasas y malas combinaciones de alimentos que fermentan en el estómago. Origen de muchos padecimientos, tiene una cura sencilla: ajos por la mañana, jugo de jitomates en ayunas aderezado con el jugo de tres o cuatro limones; puede añadírsele jugo de cebollas crudas. O bien, jugo de papaya y naranja endulzado con miel.

### Popeye especial
(Zanahoria, coles de Bruselas y espinaca)

*Ingredientes*:

6 zanahorias.

5 colecitas tiernas y pequeñas.

1 atado de espinacas con todo el tallo.

*Preparación y uso*: La preparación es de lo más sencillo; se extrae el jugo de los tres vegetales y se bebe de inmediato.

Tendremos un auxiliar para la prevención de resfriados, además de que esta combinación equilibra el funcionamiento del sistema digestivo, elimina gases y acidez estomacal. Contiene también gran proporción de fibra que regula la función intestinal. Y un enérgico diurético que ayudará a la eliminación de toxinas.

Puede agregar unas gotas de jugo de limón o de naranja, a su gusto.

Existen algunas variedades sobre el mismo tema, pruebe, por ejemplo este coctel de zanahorias:

1 taza de jugo de zanahorias mezcaldo con 1/4 de taza de jugo de achicoria o lechuga, dos ramitas de perejil y diez hojas de albahaca.

De modo más sencillo; 6 zanahorias y 6 ramitas de perejil.

### Delicia tahitiana
(Piña, uvas y apio)

*Ingredientes*:

2 rodajas de piña.

50 gm de uvas, sin piel ni semillas.

2 ramas blancas de apio con sus hojas.

*Preparación y uso*: El apio contiene una enzima que transforma en azúcares e hidratos de carbono los aminoácidos animales, el sodio y el potasio regularizan las funciones

23. Delicia Tahitiana.

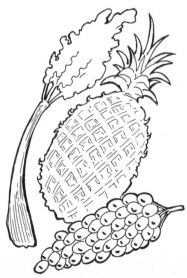

digestivas, estimulando los procesos de asimilación y controlando los movimientos peristálticos.

Al agregar jugo de uvas, tenemos un tónico refrescante, diurético, desintoxicante y descongestionante del hígado y la vesícula.

Puede probar otra combinación y agregar un poco de anís, ramitas de hinojo o incluso un concentrado de manzanilla, ¡hum!, delicioso. El anís fresco se encuentra en las tiendas de hojas en los mercados, un poco de este jugo reducirá o eliminará la formación de gases en el estómago.

Zanahorias y piña hacen buena combinación, al que suelo agregar un par de ramas de apio.

Cuando se le agrega dos rebanadas delgadas de cáscara de limón y una taza de jugo de naranja queda un combinado espectacular.

### Tres mundos

(Naranja, papaya y chabacano)

*Ingredientes*:

1 naranja grande.

1 rebanada de papaya.

2 chabacanos.

*Preparación y uso*: El potasio y el magnesio de los chabacanos facilitan la acción de las enzimas de la papaya, dando como resultado un compuesto alcalino que facilita la digestión y previene la acidez estomacal. Es bueno beberlo luego de excesos en comida o bebida.

Puede cambiarse la papaya por dos plátanos, o incorporar a la mezcla anterior un trozo pequeño de papaya hawaiana muy dulce y madura, con algunas semillas y cáscara.

### Amorío salvaje
(Menta, alfalfa y limón)

*Ingredientes*:

1 ramo de menta fresca.

1 limón con cáscara.

1 cucharada de miel.

1/2 litro de jugo de alfalfa rebajado con agua pura.

*Preparación y uso*: Se licua el alfalfa junto con la menta, o bien, se incorporan al extractor de jugos junto con el limón cortado en rodajas pequeñas. Luego se agrega la miel.

Esta combinación también acepta una lima dulce en lugar del limón.

Este preparado facilita la digestión y estimula el instinto sexual. Es magnífico en contra del mal aliento.

Se puede sustituir la alfalfa por germinado de alfalfa o por juegos de trigo verde.

### Tropicoso
( Mango, limón y zanahoria)

*Ingredientes*:

1 mango grande.

1 lima con cáscara y tegumento.

1 zanahoria.

*Preparación y uso*: El mango es rico en vitamina C y contiene una enzima que destruye las proteínas "muertas"; a lo que se le suma la acción digestiva de los bioflavonoides de la lima y la combinación de betacaroteno de la que regula las función hepatobiliar.

Entre las hortalizas que nos ayudan a facilitar la labor del hígado, páncreas y la vesícula biliar se encuentran col de Bruselas, la col, las zanahorias, las manzanas y las lechugas, por ello no es mala idea realizar una combinación de estos vegetales en las siguientes proporciones:

24. Tropicoso.

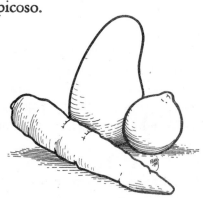

**Para no hacer corajes**

(Coles de Bruselas, zanahoria, manzana y lechuga)

*Ingredientes*:

5 o 6 coles de Bruselas tiernas.

4 zanahorias lavadas y peladas.

1 manzana.

3 o 4 hojas de lechuga.

*Preparación y uso*: Tomado en ayunas es un excelente regulador del aparato digestivo. Las coles de Bruselas actúan además como un excelente diurético, ayudando a eliminar toxinas y desechos orgánicos. Su acción se complementa con la lechuga, cuya alto contenido en fibra regula las funciones intestinales.

Otras combinaciones ideales para el aparato digestivo:

• Para la prevención de trastornos digestivos, deben consumirse cítricos, naranja, limón, toronja, limas; como también frutas ácidas, como son manzanas verdes, piña, granadas y uvas.

Entre los productos hortícolas se hallan: jitomates y tomates, cebolla, lechugas de diversos tipos (escarolas, endivias, achicoria y otras), puerros, zanahorias y rábanos. Ortigas, apio y diente de león han de facilitar las funciones estomacales.

Muchos trastornos estomacales no pueden soportar la presencia de fibras en los alimentos; en estos casos es únicamente cuando debemos colar los jugos, una precaución necesaria para evitar trastornos mayores. No así en general, pues las fibras se conservarán mejor si no colamos los jugos.

• Para combatir trastornos estomacales o intestinales que no pueden tolerar material fibroso: 1 taza de jugo de jitomate, 1 tallo de apio y unas hojas de berro o endivia.

• Para alivio estomacal se prepara un vaso de jugo de jitomates, junto con una rama de apio y algunas hojas de berro. Se pasa por tamiz.

• El suero de leche ayuda al control intestinal. Pruebe un jugo de tres granadas rojas y dos tazas de suero de leche.

• Para las úlceras estomacales suele recomendarse el jugo de toronja y espinaca. Aunque, como es lógico, deberá llevarse un tratamiento médico adecuado.

• La acidez o hiperclorídia se combate con los cítricos; ayudan además el jugo de papa con zanahoria y apio, que debe consumirse de inmediato.

• Los dolores de estómago se contrarrestan con un jugo que combina una manzana grande, una taza de col y dos ramas de hinojo. O bien, una papa grande y tres zanahorias.

• Para la falta de peso se recomienda la leche de coco, la cual se combina con higos, dátiles y nueces.

• Veamos algunas combinaciones para subir de peso: Una taza de suero de leche, una cucharadita de levadura de cerveza, una yema de huevo, dos cucharadas de germen de trigo, una cucharada de gelatina, dos cucharadas de miel y unas gotas de jugo de limón.

• *Para abrir el apetito*: 3/4 de taza de jugo de piña y hojas de diente de león.

• *Para bajar de peso*: Se aconseja tomar en ayunas, el primer día, un jugo de perejil, uva y piña. Y no se cena. La combinación es energética.

El segundo día, un vaso de jugo naranja y el jugo de seis rábanos (tomarlo antes de cada comida).

Para el exceso de peso se debe sustituir una comida por alguno de estos jugos: jugo de hojas de betabel, perejil y apio; jugo de pepinos con pimiento morrón; jugo de sandía.

También, la siguiente combinación: un vaso de jugo de uva, al que se le agregan dos partes de extracto de col lombarda y una de extracto de toronja.

El jugo de papaya verde corrige irregularidades intestinales y úlceras.

O también jugo de papa cruda, zanahoria y apio.

• *Alivio de las úlceras*: Jugo de mandarina y zapote negro.

• *Excelente depurativo*: Jugo de berro, achicoria, tallos de lechuga y azúcar. Jugo de col para los gases.

*Para el mal aliento*: Jugos de manzana, alcachofa, diente de león y perejil (solos, o combinar dos de ellos).

*Para la acidez*: Jugos de naranja, limón, toronja, granada, apio, papa o zanahoria (combinar dos o tres de ellos).

*Para la indigestión*: Extracto de lima, manzana y pimiento dulce.

*Para la diarrea*: Combinar dos o tres de estos extractos: limón, manzana, pera, chabacano, granada, grosella, mora, pimiento, pepino, alcachofa, col o papa.

*Para el estreñimiento*: Combinar dos o tres jugos de naranja, manzana, ciruela, cereza, fresa, melón, jitomate, alcachofa, espinaca, achicoria, diente de león, papa o zanahoria.

Dentro de los procesos digestivos, encontramos jugos que pueden ayudarnos a conservar en buen estado el hígado, el páncreas y la vesícula biliar.

La combinación de un jugo preparado con espinaca, zanahoria, perejil y apio es la base para ayudar al trabajo de estos órganos internos.

El jugo de rábano y piña favorece al hígado. Se preparará una infusión de genciana, a la que agregaremos el jugo de jitomates casi maduros, verdes, duros, y el jugo de dos limones. El jugo de papaya despierta las funciones del hígado, y el jugo de cebolla cruda regula los desequilibrios hepáticos si se le toma con regularidad cada mañana.

El jugo de una manzana y dos peras es una de las combinaciones que proporciona mayor cantidad de complejos vitamínicos.

Aquí también sirven las recetas de los siguientes jugos:

- Coles de Bruselas, zanahoria, manzana y lechuga.
- Mango, lima y espinaca. Se le pueden agregar gotas de jugo de hojas de mango.
- Rábano, ciruela pasa, cereza negra y apio (para la vesícula biliar).
- Rábano y piña (para el hígado).
- Zanahoria, betabel y pepino..., si se le agrega el jugo de un limón exprimido en agua caliente, es ideal para disolver cálculos.
- Jitomate con jugo de pimiento, col o puerro.

### JUGOS QUE NOS DAN ENERGÍA

*Vampiro ruso*
(Zanahoria, betabel, germen de trigo,
ginseng y durazno)

*Ingredientes*:

5 zanahorias.

1 betabel grande

1 durazno grande.

Una cucharada sopera de germen de trigo.

15 gotas de extracto de ginseng.

*Preparación y uso*: El durazno mejora notablemente el sabor del extracto de zanahorias y betabel. El alto contenido de magnesio y potasio del durazno, complementados por el calcio de la zanahoria y el hierro, manganeso y estroncio del betabel producen una reacción energizante casi inmediata. Es importante hacer notar que el germen de trigo proporcionará además de energía todos los requerimientos de vitaminas A y E que necesitamos en el día. Y el ginseng, por si aún no lo sabía, es uno de los alimentos más milagrosos que existen.

Es posible cambiar el jugo de duraznos por el de 1/2 taza de jugos de pepinos.

*Pruebe también*: 2 tazas de leche de nuez o de almendras, una cucharada de levadura de cerveza, 1/2 plátano, una cucharada de germen de trigo tostado, y 20 gotas de extracto de ginseng.

### Antianémico
(Uva, betabel, piña y perejil)

*Ingredientes*:

150 g de uvas.

1 rodaja de piña.

1 betabel pequeño con hojas.

1 ramo de perejil.

*Preparación y uso*: La glucosa de la uva en combinación con el hierro del betabel conforman un enérgico estimulante de acción casi inmediata gracias a la presencia de la bromelina de la piña que acelera su asimilación. Al añadir perejil estimulamos el apetito. Pruebe esta combinación: un ramillete de perejil y jugo de uva.

### *Jugo revitalizante*
(Manzana, apio, germen de trigo, almendras y soya en polvo)

*Ingredientes*:

1 taza se jugo de manzana.

1 taza de jugo de apio.

Una cucharada de germen de trigo.

1 cucharada de mantequilla de almendra.

Leche de soya en polvo.

*Preparación y uso*: Combinamos los ingredientes para obtener una bebida que nos devolverá las energías perdidas luego de una actividad deportiva matutina.

25. *Seguro de vida.*

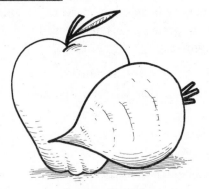

### *Seguro de vida*
(Manzanas y betabel)

*Ingredientes*:

1 manzana.

1 betabel mediano.

*Preparación y uso*: Los minerales que aporta la manzana, sumados al azufre, cloro y sobre todo el magnesio y estroncio del betabel, más los elevados contenidos de hierro y calcio de ambos ingredientes, proporcionan un buen tonificante y energizante.

Pruebe la combinación anterior añadiendo el jugo de un pepino grande para obtener, además de un energizante, un depurativo del sistema renal.

## Jugos que fortalecen el sistema cardiaco y el respiratorio

Uno de los padecimientos que cada día afecta a más niños en las ciudades es el asma bronquial o las dificultad para respirar debida a alergias y a la contaminación ambiental. Es importante reforzar nuestro organismo si vivimos en la ciudad.

Los jugos más recomendables son el de pepino, porque reduce la temperatura corporal y es muy efectivo en el tratamiento de padecimientos alérgicos. El jugo de cebollas crudas puede resultar poco atractivo para los niños si no lo endulzamos con miel. También se combinará el jugo de papaya con el de membrillos frescos, al que añadiremos semillas de amapola.

Si comemos carnes, exceso de leche y productos lácteos, alimentos en conserva, embutidos, pan y azúcar, lejos de estar favoreciendo nuestra salud, la perjudicamos. Tomar un vaso de jugo de naranja junto a dos o tres dientes de ajo crudo (los cuales se tragan como si fueran píldoras), en ayunas y a diario, nos permitirá comenzar a tener una salud inmejorable.

Asimismo podremos tomar el jugo de un limón, para prevenir resfriados y catarros. Y acompañaremos cada comida con más limones.

Sabemos que si el limón y la naranja son insuficientes para contrarrestar el olor del ajo, puede agregarse perejil o menta al jugo de naranjas.

Para gripes, resfríos y problemas respiratorios es aconsejable preparar un jugo a base de toronja, mandarina y piña:

*Ingredientes*:

1 toronja grande con el tegumento blanco.

3 mandarinas.

1 rodaja de piña natural.

*Preparación y uso*: Es una de las combinaciones que aporta mayor cantidad de Vitamina C pero debe ingerirse recién preparado. Protege al organismo de afecciones de tipo viral.

Otros jugos indicados para este control son: el jugo de naranja, mandarina y lima en partes proporcionales.

Combinaremos jitomate, apio, naranja y pepino. O bien, apio y papaya. O, berros y jugo de manzana. La combinación de apio y toronja es agradable al paladar.

Así como un concentrado de jugo de jitomate y pimiento dulce.

### Desayuno de campeón
(Durazno, ajo y perejil)

*Ingredientes*:

2 dientes de ajo.

1 durazno.

6 o 7 ramas de perejil (sólo las hojas).

*Preparación y uso*: El alto contenido de hierro, tanto del durazno como del perejil, incentiva la producción de glóbulos rojos. Mientras que la alicina del ajo flexibiliza las paredes de las arterias y reduce la formación de placas escleróticas.

Esta combinación la acompañaremos con el jugo de seis zanahorias y un betabel mediano, pues el alto contenido en hierro de ambas raíces favorecerá la formación de hemoglobina.

• Los membrillos maduros hechos jugo son un remedio eficaz contra las anemias. Se le puede añadir jugo de uvas. O bien, jugo de limas y naranjas dulces.

• Una combinación de 2 duraznos, 1 naranja pelada y sin tegumento y 1 lima completa es una fuente de vitamina A, potasio y magnesio que equilibran adecuadamente los fluidos corporales. También aporta hierro. Indispensable para la regeneración de leucocitos y una elevada concentración de silicio y beta caroteno, que además flexibilizan el cabello y la piel (aportes nutricionales, estéticos y vitamínicos).

• Otras combinaciones que ayudarán a fortalecer el sistema cardíaco y el respiratorio son: seis zanahorias, el jugo de una rebanada de piña y miel.

• El jugo de cereza dulce, yema de huevo, una cucharadita de clorofila y dos cucharadas de germen de trigo. Al que se le puede añadir apio y perejil es una medida saludable para estar en forma.

• Medio vaso de jugo de rábano, medio vaso de jugo de limón y miel de abeja es un tratamiento empleado en contra de la bronquitis, asma e infecciones de garganta.

• El jugo de pimiento dulce mezclado con limón y sal combate las amígdalas inflamadas.

• Para los catarros bronquiales agudos y crónicos: Jugo de puerro mezclado con zanahoria. O bien, el jugo de un apio con jitomate y lechuga.

### Viva la hemoglobina
(Fresa, manzana, cebolla y ajo)

*Ingredientes*:

100 gm de fresas.

1 manzana grande.

1 cebolla mediana.

2 dientes de ajo sin el centro verde.

*Preparación y uso*: Este extracto es un desintoxicante, ya que los aceites esenciales de la cebolla y el ajo facilitan las funciones enzimáticas y bacterianas beneficiosas, mientras que el hierro, fósforo y potasio de las manzanas y fresas activan la reproducción de leucocitos y regulan la circulación sanguínea y el ritmo cardiaco.

El jugo de jengibre fresco endulzado con miel es un modo de prevenir ataques de asma.

## JUGOS QUE AYUDAN A SOSTENER DEL TEJIDO MUSCULAR, EPITELIAL Y ÓSEO

El jugo de manzana, pepino y agua es ideal para el cutis. Hemos visto que un jugo con base en 5 zanahorias medianas, 1 penca blanca de apio y 1 manzana aporta una gran cantidad de potasio, indispensable para la tonificación de los tejidos musculares, evitando calambres y luxaciones. También favorece la excreción de productos de desecho.

Cuando al jugo tonificante de betabel y zanahoria le añadimos 1 rodaja de camote mediana, obtendremos un preparado concentrado de beta caroteno, lo cual nos permitirá protección solar ligera. Un jugo indicado para esta necesidad es el combinado de zanahoria, betabel y durazno, una especie de vampiro, de sabor por demás agradable.

Desayunar un jugo de jitomate y apio es un buen tonificador. Lo podemos alternar con el jugo de zanahoria, apio y limón.

Media taza de jugo de piña, ramitas de perejil y un tercio de pepino rebanado nos ayuda a mantener una piel tersa.

Pruebe a preparar esta combinación: 1 mango bien maduro, 4 zanahorias medianas y 1 lima pelada y sin el tegumento blanco. Bajas calorías, grandes cantidades de beta caroteno y ácido pantotéico, de vitamina C. Se recomienda para personas que tienen exceso de peso. Los compuestos de la zanahoria suavizan, flexibilizan y protegen la piel de los rayos solares. Podemos sustituir el mango por un durazno y las zanahorias por naranjas, mientras que conservamos la lima para regenerar el cabello y la piel.

Las combinaciones de fresas y uva, como puede ser el siguiente ejemplo: 100 gm de fresas maduras hechas jugo, 200 gm de uvas sin semillas pero con cáscara, son un remedio para eliminar impurezas dérmicas, sobre todo las del rostro y cuero cabelludo. Está indicado para jóvenes con problemas de acné.

Aquello que ayuda a mantener sanos los huesos, habrá de sernos útil para mantener sanos los músculos y la piel. Ajo y albahaca son remedios seguros; consúmalos en jugos, crudos, o combínelos con sus comidas.

## JUGOS DIURÉTICOS

*Un jugo depurativo*: partes iguales de jugo de achicoria, berros, tallos de lechuga y azúcar.

Para iniciar una limpieza general del organismo debemos consumir jugos de apio, perejil, espinaca y zanahoria.

Elaboramos una pasta de semillas de albahaca y la combinamos con la pulpa de un coco tierno.

Las cebollas crudas son un auxiliar para contrarrestar desórdenes y afecciones del aparato urinario.

## JUGOS ANTIESMOG Y ANTIESTRÉS Y JUGOS HIPERVITAMÍNICOS

Para preparar un jugo antiestrés pruebe llegando a casa, luego de un día de mucho trabajo, el jugo de 5 zanahorias y 1 pepino grande. Como el pepino tiene poderes sedantes y refrescantes, sentirá un alivio inmediato, mientras que los compuestos vitamínicos de la zanahoria darán flexibilidad a la piel y tejidos.

En el régimen diario debemos incluir ajos, limón, manzanas y miel. Para mantenernos sanos ayudará el jugo de membrillos maduros y frescos y la pulpa de cocos, cuando no han madurado del todo.

### *Para comenzar el día*
(Jugo de jitomate, apio, naranja y pepino)

**Ingredientes:**

1 jitomate grande y muy maduro.

1 pepino mediano.

1 penca blanca de apio.

1 naranja sin cascara y sin tegumento blanco.

**Preparación y uso:** Alivia la sed y repone fluidos perdidos en el día anterior. Disminuye los riesgos de resfriados y gripes, a la vez que regula el flujo sanguíneo.

Otros jugos indicados para comenzar la jornada son: un preparado de manzana y pera, como ya indiqué. El de durazno, naranja y lima. También el elaborado a base de coles de Bruselas, zanahoria, manzana y lechuga; o el de pepino, apio, pera y betabel.

Pruebe un cambio de su habitual jugo de naranjas por un jugo de piña y apio, o bien de perejil y jugo de uva.

Un jugo rico en hierro se prepara con hojas de betabel, perejil, apio y col.

Para irnos a la cama le recomiendo prepararse un jugo de pepino, endivia y suero de leche. ¡Felices sueños!

Veamos algunas de las sencillas mezclas con las que podrá comenzar a prepararse a vivir una nueva vida. Por la mañana, en lugar del tradicional jugo de naranja, qué tal si prueba éste añadiéndole un diente de león.

Para abrir el apetito el jugo de jitomates suele ser el aperitivo acostumbrado, pero podemos añadir a éste jugo de pimiento, de col o de puerro. ¡Riquísimo!

En lugar de un habitual jugo de zanahoria, prepárese un extracto de alcachofa, zanahorias y limón. O bien, jugo de perejil, zanahoria, apio y limón.

Ya en plan de comenzar a experimentar con los jugos de su vida, anímese con uno a base de papa cruda, zanahoria y limón.

Para fortalecer el sistema inmunológico, lo que significa prepararnos para salir a la calle, un jugo con 2 pencas de apio medianas, 3 dientes de ajo y 6 zanahorias medianas. Un pepino mediano, 1 penca blanca de apio, 2 peras y 1 betabel mediano es un jugo insustituible para cuando se realiza algún esfuerzo físico importante.

Otros jugos recomendados con el fin de sobrevivir en la ciudad: el combinado a base de pepino, betabel y manzana. Una delicia a la que podemos volvernos adictos se prepara mezclando zanahoria y zarzamoras.

Si le gustan los jugos que nos hacen producir saliva de inmediato, pruebe éste: toronja, piña y espinaca; o bien, zanahoria, apio y limón.

Un vaso de jugo de toronja, tres cucharadas de jugo de pimiento, una cucharadita de jugo de limón y una pizca de orégano nos servirá para prevenir enfermedades degenerativas cuyo origen es el estrés.

### Fuente de juventud
(Leche de soya y zanahorias)

*Ingredientes*:

Una taza de leche de soya elaborada a partir de polvo de soya, no de harina de soya.

Una taza de jugo de zanahorias.

*Preparación y uso*: Se mezclan en partes iguales, se le puede agregar una cucharadita de mantequilla de almendras o de semillas de ajonjolí, miel de dátil, de arce o de abejas. Y si se desea, se puede agregar una rebanada de aguacate. O un plátano. O el jugo de un betabel.

## JUGOS CALMANTES Y SEDANTES

Ya veíamos que para irnos a la cama y tener felices sueños le recomiendo prepararse un jugo de pepino, endivia y suero de leche. La cebolla cruda si se le combina con semillas de amapola y té de cogollo de lechuga, son en su conjunto un somnífero poderoso. El aceite de semillas de sésamo es un inductor del sueño. He aquí un combinado que le permitirá descansar sin problemas:

### Mundo onírico
(Toronja rosa, té de tila, pera y jitomate)

*Ingredientes*:

1 toronja rosa sin cáscara ni tegumento.

Una taza de té de tila endulzado con miel de abejas.

2 peras maduras.

2 jitomates medianos.

*Preparación y uso*: Este preparado es un excelente regulador de la actividad del cerebro, ideal para reponerse de las tensiones cotidianas.

### Bebida tahitiana de piña
(Ideal para conciliar el sueño)

*Ingredientes*:

Media taza de semillas o mantequilla de ajonjolí.

2 tazas de jugo de piña refrigerado.

Unas gotas de jugo de limón.

*Preparación y uso*: Licuando media taza de semillas de ajonjolí, dos de agua y dos cucharadas de leche de soya en polvo se obtiene mantequilla de ajonjolí. Añadimos el jugo de piña y el jugo de limón. Riquísimo y auxiliar del sueño.

Otros jugos recomendados para irnos a dormir: combinado de zanahoria y pepino; jugo de lechuga y apio; o, jugo de col y de limón.

Si a nuestras bebidas de verduras les añadimos yema de huevo, mantequilla, yogurt, leche de nueces, leche de soya o leche descremada, estaremos adicionando las proteínas necesarias para el buen funcionamiento de nuestro organismo.

26. Leche y mantequilla.

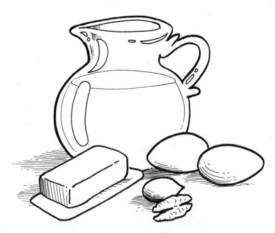

Cuando se tiene un requerimiento extra de calorías, agregará a sus bebidas algún grano integral, papas con cáscara, leche de nuez o plátanos.

# GLOSARIO

## Reflexiones

La gente en nuestro tiempo pretende ignorar, o al menos parece que lo intenta, que las drogas o fármacos químicos provenían —y aún proceden en su gran mayoría— de sustancias vegetales.

"Cada hoja de un vegetal —manifestó el maestro Javier Valdés, investigador botánico de la UNAM— es en sí un gigantesco laboratorio químico. Cada día, en alguna parte del mundo, se descubre al menos una nueva sustancia con aplicaciones útiles para el hombre procedente de la fotosíntesis las plantas."

Pero debemos distinguir entre drogas en bruto, es decir, los compuestos químicos que la planta contiene en sus raíces, tallos, hojas, frutos, flores o semillas, de las drogas elaboradas por el hombre, cuya extracción se da en los laboratorios, muchas veces con el simple propósito de condensar los principios activos contenidos pero dispersos en el vegetal en cuestión.

En ocasiones es sencillo obtener los principios activos, como ocurre, por ejemplo, con la infusión de manzanilla, donde liberamos los aceites naturales de la flor que facilitan la digestión.

149

Pero otras veces este procedimiento es lento y complicado, como es el caso de la diosgenina, una sustancia similar a los esteroides humanos que conforman las hormonas sexuales y la cortisona, que se obtiene de una planta conocida con el nombre de barbasco (*discorea mexicana*), de cuyos camotes o tubérculos pudo elaborarse la primera píldora anticonceptiva.

"Cada vez que se destruyen hectáreas de selva donde se encuentran plantas que quizá nunca conocimos, estamos perdiendo a la vez una cantidad de recursos medicinales inimaginables", asegura el maestro Javier Valdés.

Sin embargo, cabe hacer la salvedad, de que no todo lo que sale al mercado tiene, obligatoriamente, un aval científico.

Debemos estar conscientes de que existe mucha charlatanería y abuso en el campo de la herbolaria medicinal. Pero que, a su vez, en forma independiente a estos merolicos, hay un trabajo basado en la ciencia, es decir, en la verdad del conocimiento de la herbolaria mexicana.

El único remedio para asegurarnos de que una planta tiene las propiedades que se anuncian, es tratar de corroborar la información que obtengamos por los más diversos medios. No dar por válido y cierto cuanto aparezca como gran novedad y producto revolucionario. Hay que ser cautos y atentos.

Con esta advertencia de por medio, y habiendo realizado un esfuerzo por tratar de verificar lo que exponemos, intenté plantear aquí un glosario, que consideré podrá ser de gran utilidad doméstica.

Es evidente que a los jugos pueden añadírsele algunos otros vegetales para potenciar sus efectos benéficos, o sencillamente para darle mejor sabor. Un ejemplo es el añadir pulpa de aceitunas oscuras y dulzonas, o verdes y amargas, a nuestros preparados.

Existen algunas plantas y frutos amargos, como la acerola o la acedera, que permiten dar gusto a los jugos. La acerola es rica en pectina, como la manzana o el tejocote. En tanto que la acedera es una plantita (*rumex acetosa*) depurativa y diurética. Entonces, si añadimos unas ramas de acedera, tendremos un preparado con propiedades diuréticas; en tanto que una bebida a la que añadamos acerolas, tendrá virtudes laxantes. Sin embargo, ambos tendrán un sabor algo ácido o amargo.

No me es posible numerar o nombrar siquiera la gigantesca variedad de plantas que existen. No todas ellas tienen propiedades medicinales, pero suele ser norma que la investigación humana al paso de los años haya ido seleccionando las especies locales que sean más útiles para determinados padecimientos o como prevención.

En cada región de México existe un centenar de frutos locales, que se consumen habitualmente (por ejemplo, en la zona de Ixtapan de la Sal, estado de México, se encuentran arrayanes, diversos tipos de vainas dulces y algodonosas, vainas de guajes, nanches, capulines, moras, entre otras muchas) a los que la ciencia tendrá que averiguar sus propiedades.

Las más de las veces son las abuelas, cuya experiencia en el manejo de plantas es reconocido, quienes pueden informarnos acerca de las propiedades de cada vegetal en particular.

A pesar de las limitaciones, quiero enumerar las plantas más habituales, que se emplean con fines medicinales o reconstituyentes, cuyos jugos pueden combinarse saludablemente con el de los preparados arriba expuestos.

Habiendo hecho la salvedad de que no pretendo siquiera esbozar lo amplio del tema, sino tan sólo exponer líneas de investigación, a continuación presento, a manera de glosario, un listado de posibilidades:

ABETO (*abies alba*). Árbol con frutos en forma de piña, del que se recomienda emplear sólo las hojas, para preparar un extracto. Tiene propiedades diuréticas y depurativas.

ACAXOCHITL O AZAFRANCILLO (*lobelia mexicana*). Se trata de una planta herbácea con flores rojizas; su tintura provoca la secreción de líquidos bucales y alivia la inflamación de garganta.

ACHIOTE (*bixa orellana*). Árbol de la zona sur intertropical mexicana, que se aprovecha como condimento y tintura culinarios. El polvo de achiote es empleado para alivio de ciertas dolencias respiratorias, como asma o disnea. Ayuda al tratamiento de la ictericia y también en la cura contra la insolación.

AGRACEJO (*berberis vulgdiuraris*). Especie de zarza de la que empleamos las bayas para prepararlas en jugo, pues son muy ricas en vitaminas.

AGRIMONIA (*agrimonia eupatoria*). Planta aromática de la que empleamos hojas y flores para dar aroma a nuestros jugos, además de que es una planta cuyas sustancias activas ayudan al ser humano a evitar problemas de cálculos y problemas hepáticos.

**AJENJO** (*artemisia absinthium*). Se emplean las hojas para contrarrestar estados de debilidad, pero está contraindicado en mujeres embarazadas y no debe emplearse en forma prolongada.

**AMAPOLA** (*papaver rhoeas*). Empleamos las semillas como condimento de panes y es un eficaz remedio contra la alteración nerviosa, es sedante y pectoral.

27. Amapola.

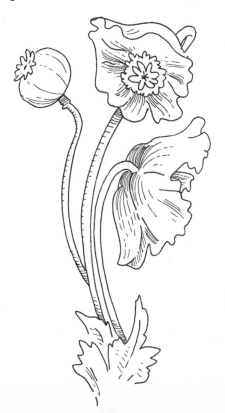

ANACAHUITE O ÁRBOL DEL AMATE (*cordia bossieri*). Un té de sus hojas se usa para contrarrestar los efectos de diversas enfermedades de las vías respiratorias, el cocimiento de sus flores alivia el dolor de pecho.

ANGÉLICA (*angelica archangelica*). Los frutos y las hojas, así como las raíces, contienen principios medicinales que empleamos para combatir la inapetencia, la desgana o la fatiga.

ANÍS (*pimpinella anisum*). Conocido en el mundo entero por el sabor delicioso de sus semillas y granos, el anís tiene una función expectorante y estomacal, facilita la expulsión de gases intestinales y es útil cuando se padece bronquitis. Las semillas se agregan, molidas, al jugo.

ARÁNDANOS (*vaccinium myrtillus*). Esta baya morada y pequeña suele prepararse en jalea o mermelada, por su rico contenido en pectina. Es muy digestiva, alivia problemas de gota y reumáticos; su jugo es delicioso.

ÁRNICA (*arnica montana*). Su olor es aromático pero tan fuerte que puede hacernos estornudar; es muy conocido su uso en pomadas y ungüentos contra el dolor muscular. El uso de árnica conlleva ciertos riesgos, pues el principio activo, la arnicina, es tóxica en grandes cantidades; el envenenamiento por árnica tiene como antídotos la adormidera y el tanino, que contrarrestan los efectos nocivos. Sin embargo, podemos usarla en inflamaciones bucales sin tragar el jarabe o extracto.

ARTEMISA (*artemisa vulgaris*). Las flores de esta planta herbácea se emplean para combatir espasmos, pero debe evitarse en embarazos y es incompatible con sales de hierro y de cinc.

Axocopaque (*gaultheria acuminata*). Voz zapoteca que nombra a una planta ericácea, arbustiva, aromática y medicinal, un té de sus hojas alivia el estreñimiento, limpia los riñones y alivia dolores reumáticos.

Belladona (*atropa belladona*). Como casi todas las solanáceas, la belladona ha empleado la producción de toxinas para defenderse de los herbívoros; estas sustancias, empleadas con cuidado, permiten al hombre medicamentos poderosos, la belladona produce la atropina, un veneno en altas dosis, pero que bajo supervisión médica es empleado en dosis pequeñas contra el asma bronquial, los cólicos nefríticos y ciertos espasmos convulsivos.

Boldo (*peumus boldus*). Conocido por prepararse con él una infusión benéfica, el boldo es un árbol originario de Chile que llega a alcanzar los 6 metros de altura, y cuyas hojas exprimidas dan un jugo con efecto sedante, digestivo y diurético.

Borraja (*borrago officinalis*). Las hojas de borraja producen abundante sudoración, por lo que están indicadas en gripes, estados febriles, catarros, anginas y bronquitis.

Cabello de elote, jilote o barbas del maíz (*zea mays*). Sus espigas tienen poder diurético si se hace y bebe una infusión con ellas. También ayuda para la eliminación de pequeños cálculos en vías urinarias. Se pueden combinar los concentrados de cabello de elote con jugos de zanahoria, apio, alcachofa y espinacas.

Cacao (*theobroma cacao*). Arbusto tropical de cuatro a cinco metros de altura de donde se obtiene el chocolate. Un extracto de hojas frescas eleva la presión arterial por la concentración de alcaloides que tiene esta planta, además es excelente diurético. Sin embargo, debe ser cuidadoso con su empleo.

CAFÉ (*coffea arabica*). Las semillas son estimulantes y digestivas, tostadas y molidas aumenta la secreción de jugos gástricos y biliares; su uso prolongado produce alteraciones del sistema nervioso, insomnio y excitación.

CÁLAMO AROMÁTICO (*acorus calamus*). Los rizomas se exprimen en el extractor de jugos y se obtiene un jugo estimulante de la digestión.

CAMPECHE O PALO DE CAMPECHE (*haematoxylum campechianum*). El cocimiento de su corteza es remedio contra la diarrea crónica.

CARDO (*cnicus benedictus*). Los estados de fiebres intermitentes pueden obtener mejoría con un jugo elaborado a base de cardos benditos o cardos santos (hojas y flores), frambuesas y hojas de borraja.

CILANTRO O CULANTRO (*coriandrum spc.*). Esta maravillosa planta culinaria mejora el sabor de sopas y ensaladas, fortalece el corazón y actúa como tónico del sistema digestivo. Extraiga el jugo y añádalo a su bebida de verduras.

COLA DE CABALLO (*equisetum arvense*). Se emplean gotas del jugo de tallos y hojas como un auxiliar en la cicatrización de heridas o llagas internas.

CHICALOTE (*argenmone sp.*). Se trata de una planta herbácea de flores amarillas, cuya infusión tiene efecto antiespasmódico, aliviando el asma y la tos. Tiene efectos sedantes y alivia los cólicos. Unas gotas del jugo de esta planta hace maravillas en algunas heridas o enfermedades de la piel.

CHICOZAPOTE (*manilkara zapotilla*). La savia del árbol del chicozapote produce una especie de chicle que se emplea para parches curativos; las semillas cocidas ayudan a eliminar parásitos intestinales.

DIGITAL (*digitalis purpurea*). Es uno de los vegetales, cuyos efectos cariotónicos y diuréticos son muy reconocidos. La digitalina es un principio activo muy peligroso en dosis elevadas; el antídoto es el tanino.

ENEBRO (*juniperus communis*). Si bien las hojas son empleadas como condimento, un jugo de las bayas maduras tiene propiedades sedantes.

ESPLIEGO (*lavandula spica*). Cultivada por su fragancia, las flores de lavanda tienen poder sedante, aunque no debe emplearse en dosis elevadas.

ESTAFIATE O AJENJO MEXICANO (*artemisa mexicana*). Planta herbácea que crece en forma silvestre, muy apreciada porque el té de sus hojas es alivio contra amibas y parásitos. Asimismo se les da a los niños pequeños para aliviar sus cólicos.

ESTRAMONIO (*datura stramonium*). Es conocido su efecto antiespasmódico y expectorante, por lo que en pequeñas dosis su jugo ayuda a combatir el asma y la tos, pero sólo debe administrarse bajo supervisión médica, porque contiene un veneno poderoso.

EUCALIPTO (*eucaliptus globulus*). Es conocido ampliamente por la infusión de las hojas, que producen un efecto expectorante, sudorífico y antiséptico. Se agregan gotas de jugo de hojas de eucalipto y tomillo, a un jugo de limones con miel para alivio de afecciones respiratorias.

GENCIANA (*gentiana lutea*). El zumo de la raíz es tónico, digestivo y estomacal.

GINSENG (*panax ginseng*). En México suele ser difícil conseguir esta planta fresca; en cambio se logra hallar sus raíces. El extracto de éstas producen un jugo con propiedades afrodisiacas y estimulantes. El instituto médico naturista de Sofía, Bulgaria, publicó una investigación realizada durante 20 años, en la que se nos informa que el ginseng estimula y protege la corteza adrenal, mejora la memoria, acelera el proceso de aprendizaje, regula el funcionamiento neuronal, es un poderoso factor antiestrés y ayuda en el rendimiento físico e intelectual.

GORDOLOBO (*verbascum thapsus*). Un jugo elaborado a base de hojas y flores frescas ayudará a la recuperación de laringitis, faringitis y bronquitis.

GRINDELIA (*grindelia robusta*). Esta planta originaria de México de grandes flores amarillas, producirá un jugo eficaz en contra de afecciones respiratorias.

GUAYACÁN O PALO SANTO (*sweetia panamensis*). La parte interna de la corteza de este hermoso árbol contiene un fuerte alcaloide que se usa en medicina como depurativo de la sangre. Su corteza se conoce como cáscara amarga y se la cuece para aliviar la retención de orina.

GUAYACO (*guaiacum officinale*). La corteza y la resina tienen propiedades laxantes.

GUAYABITO (*alibertia edulis*). Planta de Oaxaca y Chiapas, se cocina su corteza y hojas para aliviar los desgarramientos y lesiones musculares debidos al parto.

HIERBA LUISA (*aloysia triphylla*). Las hojas se pasan por el extractor junto con alcachofas frescas y se obtiene un jugo eficaz en el tratamiento de flatulencias, insomnio y espasmos intestinales.

HINOJO (*foeniculum vulgare*). Esta planta de la que empleamos semillas y raíces con fines medicinales, es una verdura deliciosa en ensaladas, es aromática y con sabor dulce. Un jugo de hinojo normaliza los desarreglos de la menstruación y regula las funciones del estómago, hígado y riñones. El sabor del hinojo permite modificar el sabor desagradable de algunos jugos vegetales.

HUESITO DE FRAILE, conocido también como codo de fraile, joyote, cabrito o narciso amarillo (*thevetia thevetiodes*). Su jugo lechoso alivia las úlceras cutáneas.

JALAPA, TAMBIÉN LLAMADA CACAMOTI O TOLOMPATLI (*ipomea purga*). El polvo de su raíz desecada se emplea para aliviar males gástricos. Mientras que la infusión de esta raíz parecería tener un efecto preventivo contra hemorragias cerebrales y apoplejía.

JARILLA, ESCOBILLA DE RÍO, GRANADILLO O QUIEBRA ARADO (*helmia salicifolia*). Sus hojas cocidas ayudan en los procesos de cicatrización.

JENGIBRE (*zingiber officinale*). El zumo de este rizoma es estimulante y carminativo.

JÍCAMA DE AGUA (*pachyrrhizus erosus*). El jugo de esta planta, sin endulzar, es remedio contra la gota y los malestares de vías urinarias. Pruebe a comer jícama en una sopa de verduras o cortada en trocitos con un guiso de germinados.

JOBO (*spondas mombin*). Los mayas lo llamaban Abalhá o ciruela agria del agua, el cocimiento de su corteza se emplea para hacer lavados de estómago y curar úlceras internas, la raspadura de esta corteza cierra las heridas.

LAMPAZO, BARDANA O HUALTATA (*loeselia mexicana* y *Ninphaea odorata*). Su cocimiento produce una tisana de efecto sedante.

LIMONERO (*citrus limonum*). Un extracto de hojas de limonero facilita la expulsión de lombrices intestinales.

LINO (*linum usitatissimum*). Las semillas se recomiendan como remedio contra el estreñimiento.

LIQUIEN DE ISLANDIA O MUSGO DE ISLANDIA (*lichen islandicus*). Se emplea contra la obesidad, pues tiene poder laxante.

LÚPULO (*humulus lupulus*). Los pistilos se combinan con jugos de frutas dulces para obtener una bebida estimulante. Se bebe 25 gramos de lupulín con miel y una yema de huevo para aumentar el deseo sexual masculino.

MAGUEY (*agave sp.*). La savia del maguey o aguamiel es conocido estimulante. No debe dejarse fermentar.

MALVA (*malva sylvestris*). Las flores y hojas pueden comerse en ensalada. El jugo de malvas tiene propiedades expectorantes, sedantes y sudoríferas.

MALVAVISCO (*althaea officinales*). Las hojas son un remedio probado contra catarros, por lo que puede extraerse su jugo junto con la cáscara de limón.

MANZANILLA (*matricaria chamomilla*). Las flores de la mazanilla contienen gotas de un aceite esencial cuyo principio activo facilita el proceso digestivo, alivia los cólicos hepáticos y además de ser estomacal, es depurativo. Es necesario elaborar un té de manzanilla para obtener mejores beneficios del principio activo, y endulzarlo con el jugo frutas, como el de las frambuesas o grosellas.

MANGLE (*risophora mangle*). Arbusto de las zonas semipantanosas, su corteza se remoja y cuece, tomándose el té media hora antes de cada comida, ayudando a tonificar el cuerpo y combatir las enfermedades de origen biliar, hace desaparecer la ictericia en algunos casos.

MATARIQUE (*cacalia decomposita*). Nombre de origen taraumara, hierba que se emplea para combatir cólicos y diarreas, aunque no deben consumirse jamás más de dos gramos por día.

MATE (*ilex paraguayensis*). Si bien la gente llama yerba mate al polvo de hojas que se emplea para tomar té o una infusión, lo cierto es que no se trata de una planta herbácea, sino de un árbol. Es un fuerte tónico y diurético.

MEJORANA (*origanum majorana*). Cuando agregamos unas hojas de mejorana fresca a la elaboración de jugos de zanahorias, apio u otras hortalizas, además de mejorar el sabor, obtendremos un seguro contra flatulencias. Además, puede usarse en el caso de que exista somnolencia, pues es un tónico excitante ligero.

MENTA (*menta piperita*). Las hojas de menta nos ayudan a tener un aliento fresco y agradable. Un jugo de menta es medicamento contra la tos y estimulante del instinto sexual.

**MEZQUITE** (*acacia pennatula* y *prosopis juliflora*). Árbol que también se llama algarrobo o algarroba, huizache y manca caballo, el tronco exuda una especie de goma arábiga, llamada mizquicopalli, que disuelta en agua cura males de la boca y dolores de garganta. Asimismo, es ungüento contra quemaduras. De las semillas se elabora melaza, miel y pan.

**MOSTAZA NEGRA** (*brassica negra*). Las semillas en polvo disueltas en un vaso de jugo de col tibio son un útil revulsivo para provocar el vómito.

**MUÉRDAGO** (*viscum album*). El muérdago es hipotensor, cardiotónico y sedante.

**NARANJO** (*citrus aurantium*). El extracto de hojas y flores se emplea para alivio de dolores estomacales, además de ser refrescante y sedante.

**NOGAL** (*junglans regia*). Se emplean la corteza, las hojas y las yemas como un remedio que ayuda a prevenir la acumulación de azúcar en sangre, pues tienen un factor hipoglucemiante.

**OCOTE** (*pinus artwegii*). El cocimiento de rajas o astillas de palo de ocote alivia la tos.

**OCRA** (*hibiscus suculentus*). Llamado ocra, quimbombó o quingombó esta planta originaria de África, perteneciente a la familia del algodón, hoy se ha aclimatado a las regiones tropicales de América y gracias a que sus frutos contienen gran cantidad de aceites y nutrientes, se recomienda su consumo en toda dieta vegetariana. El jugo de ocra es digestivo y emoliente.

**OLIVO** (*olea europaea*). Las hojas se emplean como contraveneno y laxantes. La aceituna es una fruta tónica y estomacal que combina con cereales, féculas y las hortalizas, no así con los jugos de frutas dulces, aunque son tolerables con peras y manzanas que no sean dulces.

ORÉGANO (*origanum vulgare*). Se extrae el jugo junto al de otras verduras y además de dar buen sabor y combatir la formación de gases intestinales, tendremos un jugo que nos previene de enfermedades respiratorias.

ORTIGA (*lamium album*). El jugo de ortigas se ha empleado desde la antigüedad como remedio contra los edemas e hinchazones, pues es un diurético poderoso. Combate, asimismo, infecciones de la piel.

PAPAYO (*carica papaya*). Su jugo lechoso, mezclado con leche y hierbabuena, es empleado contra parásitos intestinales. Para afecciones bronquiales se recomienda infusiones de estas hojas.

PINO (*pinus silvestris*). Los brotes frescos se hierven y luego se les pasa por el extractor; se mezcla el jugo con la tisana para obtener un extracto del que disolvemos dos cucharadas en un litro de agua; con ello podemos combatir catarros bronquiales crónicos.

PIRÚ (*schinus molle*). Este arbolito originario de Perú, se adaptó a México a las mil maravillas. Las frutas son rojas y puede extraérseles el jugo exprimiéndolas, con lo que obtenemos una bebida diurética.

POLEO (*mentha pulegium*). Hierba de sabor delicioso, que se usa para dar aroma y sazón a las comidas, tiene la virtud de aliviar los dolores de vientre. Deben evitarlo mujeres embarazadas, pues puede provocar aborto.

PULMONARIA (*pulmonaria officinalis*). Las hojas y flores se exprimen y se obtiene gotas de un preparado con propiedades astringentes, expectorantes y anti-inflamatorias.

P$_{ULSATILA}$ (*anemone pulsatila*). Las flores tienen poder sedante.

R$_{EGALIZ}$ u OROZUZ (*glycyrrhiza glabra*). La raíz y rizoma tienen un sabor muy apreciado, pero además de dar aroma y sazón a un jugo ayudará este extracto a combatir enfermedades de las vías respiratorias.

R$_{OMERO}$ (*rosmarinus officinalis*). Debido a ser una planta muy aromática, empleamos pequeños trozos de sus hojas frescas para dar sabor a nuestros jugos, tiene propiedades estomacales.

R$_{OSA}$ (*rosa canina*). El aceite de rosas es empleado en Bulgaria y Hungría como tónico cardiaco. Pero en un uso casero, emplearemos los pétalos de rosa para preparar una bebida antidiarreica.

R$_{UDA}$ (*ruta graveolens*). El olor de esta planta puede resultar desagradable, se emplean sus hojas para regular la menstruación y tranquilizar ataques nerviosos.

R$_{UIBARBO}$ (*rheum officinale*). Cosechado principalmente por sus raíces, que se emplean como postre y confitura, un jugo de éstas ha de producir una bebida purgante, aunque no es recomendable su empleo en el estreñimiento crónico.

S$_{ALVIA}$ (*salvia officinalis*). Se dice desde hace años que esta es una planta cuyas hojas tienen propiedades antidiabéticas, combate las diarreas y activa la circulación sanguínea. Pueden licuarse hojas de salvia junto con nopal, achicoria y moras o frambuesas.

**SAUCE BLANCO** (*salix alba*). Si se hace una infusión de la corteza de las rama, obtendremos un poderoso inhibidor del instinto sexual, un antiafrodisiaco. También es febrífugo y sedante.

**SAÚCO** (*sambucus nigra*). Sus flores y frutos licuados y exprimidos son indicados en procesos gripales.

**SEN** (*cassia angutifolia*). Un purgante poderoso.

**TAMARINDO** (*tamarindus indica*). El empleo de la pulpa de tamarindo para dar sabor y aroma a nuestros jugos es muy indicado. La pulpa del fruto calma la sed, regula las funciones intestinales y alivia la indigestión.

**TABACO** (*nicotiana tabacum*). El jugo de sus hojas tiene diversas aplicaciones y alivia el escozor de picaduras si se le mezcla con alcohol. Mejora los dolores de cintura si

*29. Tabaco.*

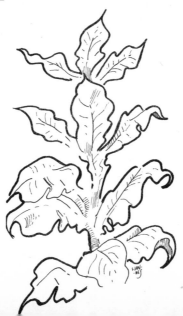

se frota la parte afectada. Ataca parásitos intestinales si se le bebe. Mezclado con sal es remedio contra la sarna y otras afecciones cutáneas. Hojas de tabaco mezcladas con vino y puestas en los oídos, acaba con dolores agudos de oídos. Es conocido el uso de tabaco como remedio contra plagas de frutas y legumbres o abono de pastos.

Té (*thea sinensis*). Las hojas de este arbusto suelen encontrarse ya secas, pero de cualquier forma su empleo estimula la digestión, y excita al organismo.

Tejocotes (*crataegus mexicana*). El fruto es rico en pectina y, además, como las rosas, tienen un fuerte tónico cardiovascular.

Tilo (*tilo platyphyllos*). Las flores tienen efecto anti-espasmódico, sedante y estomacal; reduce considerablemente la acidez de estómago.

Tlalchichinolli (*kohleria deppeana*). Se cuece la planta entera y se bebe para combatir ciertos flujos vaginales.

Toloache, hierba hedionda o toloaztzin (*datura sp.*). Tiene las mismas propiedades tóxicas y terapéuticas de la belladona, cura el delirio alcohólico y fiebres puerperales, pero es remedio muy peligroso que puede causar locura.

Tomillo (*thimus vulgaris*). Las hojas tienen un sabor y aroma característico, por lo que suele emplearse como condimento. Tiene virtudes antisépticas, tónicas y vermífugas. Reduce los síntomas del asma.

Valeriana (*valeriana officinalis*). Los rizomas y raíces se machacan y se obtiene un jugo con poderes hipnóticos y sedantes.

Yoloxochitl, también llamada laurel tulipán (*talauma mexicana*). La infusión de corteza de laurel mexicano se emplea contra enfermedades del corazón. El cocimiento de hojas frescas es alivio estomacal. Y una combinación de corteza, flores y semillas en forma de jarabe, combate las fiebres altas.

Zapote negro (*Diospyros ebanaster*). El fruto del zapote negro cura la indigestión.

30. Zapote.

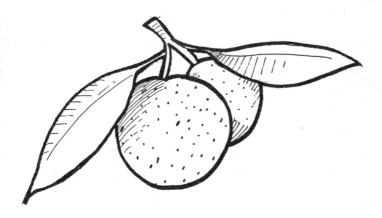

Zarzaparrilla (*smilax utilis*). Se emplea el jugo de sus raíces como un depurativo eficaz contra enfermedades de la piel tipo acné o granitos.

## SU OPINIÓN CUENTA

Nombre .........................................................................................................................................

Dirección:

Calle y núm. exterior ................................................................................ interior ..................

Colonia ............................................................ Ciudad ............................................................

Estado ................................................ País ............................ Código Postal ..................

Edad ................................................ Ocupación ............................................................

Lugar de compra ............................................................................................................

Temas de su interés:

- ❐ *Empresa*
- ❐ *Superación profesional*
- ❐ *Motivación*
- ❐ *Superación personal*
- ❐ *New Age*
- ❐ *Esoterismo*
- ❐ *Salud*
- ❐ *Belleza*

- ❐ *Psicología*
- ❐ *Psicología infantil*
- ❐ *Pareja*
- ❐ *Cocina*
- ❐ *Literatura infantil*
- ❐ *Literatura juvenil*
- ❐ *Cuento*
- ❐ *Novela*

- ❐ *Cuento de autor extranje*
- ❐ *Novela de autor extranje*
- ❐ *Juegos*
- ❐ *Acertijos*
- ❐ *Manualidades*
- ❐ *Humorismo*
- ❐ *Frases célebres*
- ❐ *Otros*

¿Cómo se enteró de la existencia del libro?

- ❐ *Punto de venta*
- ❐ *Recomendación*
- ❐ *Periódico*

- ❐ *Revista*
- ❐ *Radio*
- ❐ *Televisión*

Otros: .........................................................................................................................................

Sugerencias: _____

_____

_____